W0223355

südwest

Hans Wagner

Typgerecht abnehmen mit Schüßler-Salzen

Einzigartig kombiniert mit der chinesischen 5-Elemente-Ernährung

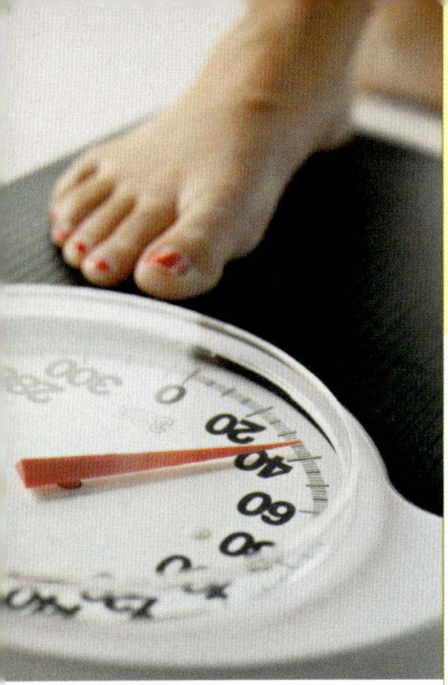

Die Schüßler-Salze können nicht nur bei Krankheiten helfen. Auch zum Abnehmen eignen sie sich, da sie einen Mineralstoffmangel im Körper ausgleichen, der häufig Ursache überflüssiger Pfunde ist.

Das Geheimnis des Erfolges beim Abnehmen: Eine Ernährungsumstellung, die Ergänzung mit Schüßler-Salzen je nach Konstitutionstyp und mehr Bewegung.

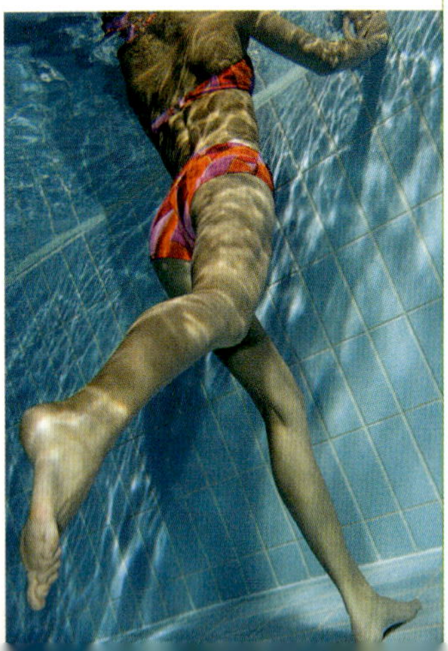

Inhalt

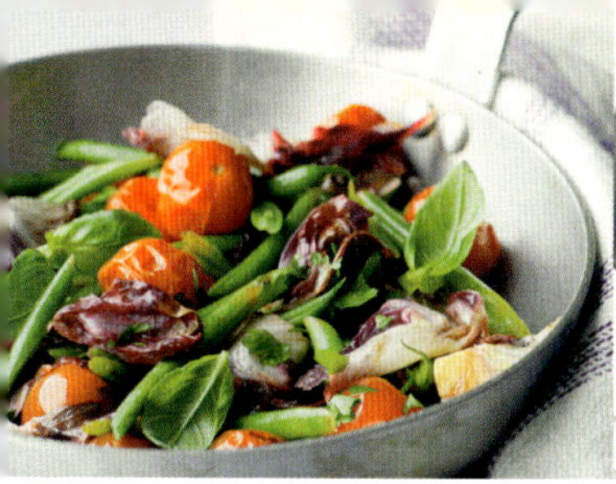

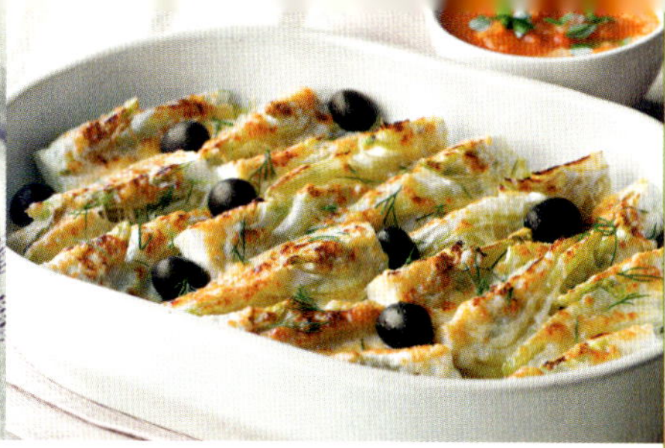

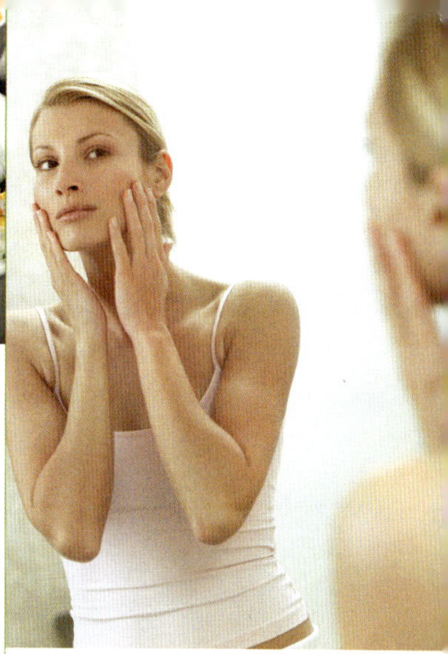

Die Gesichtsdiagnose gibt bereits viel Aufschluss darüber, welcher Konstitutionstyp man ist und welche Schüßler-Salze sinnvoll sind, um einen Mineralstoffmangel auszugleichen.

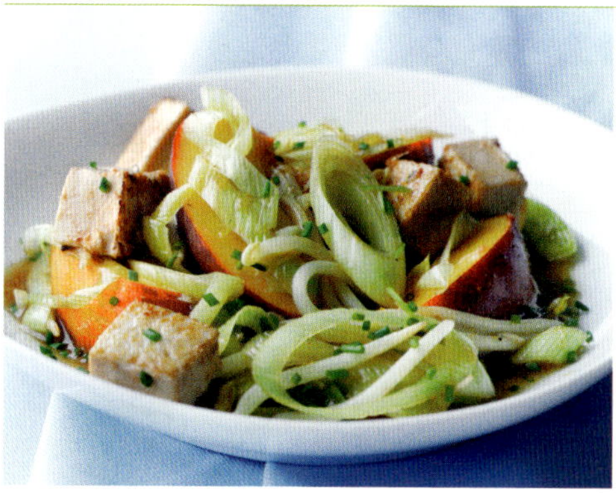

In diesem Buch kombinieren wir die heilsame Wirkung der Schüßler-Salze mit der Fünf-Elemente-Küche. Für jeden Ernährungstyp gibt es eine Auswahl köstlicher Gerichte.

Schüßler-Salze können mehr als heilen

Als Dr. Wilhelm Heinrich Schüßler sein System der Biochemie entwickelte, herrschten in Deutschland Hungersnöte. Der Arzt und Forscher hat deshalb keine biochemische Diät zum Abnehmen entwickelt, sondern sich ganz auf die heilende Wirkung seiner zwölf Salze bei Krankheiten konzentriert. Heute greift statt einstiger Mangelernährung die Volkskrankheit Übergewicht um sich – und nun stellt sich heraus, dass Schüßler-Salze durch die Verbesserung des Stoffwechsels auch überschüssige Pfunde abbauen können.

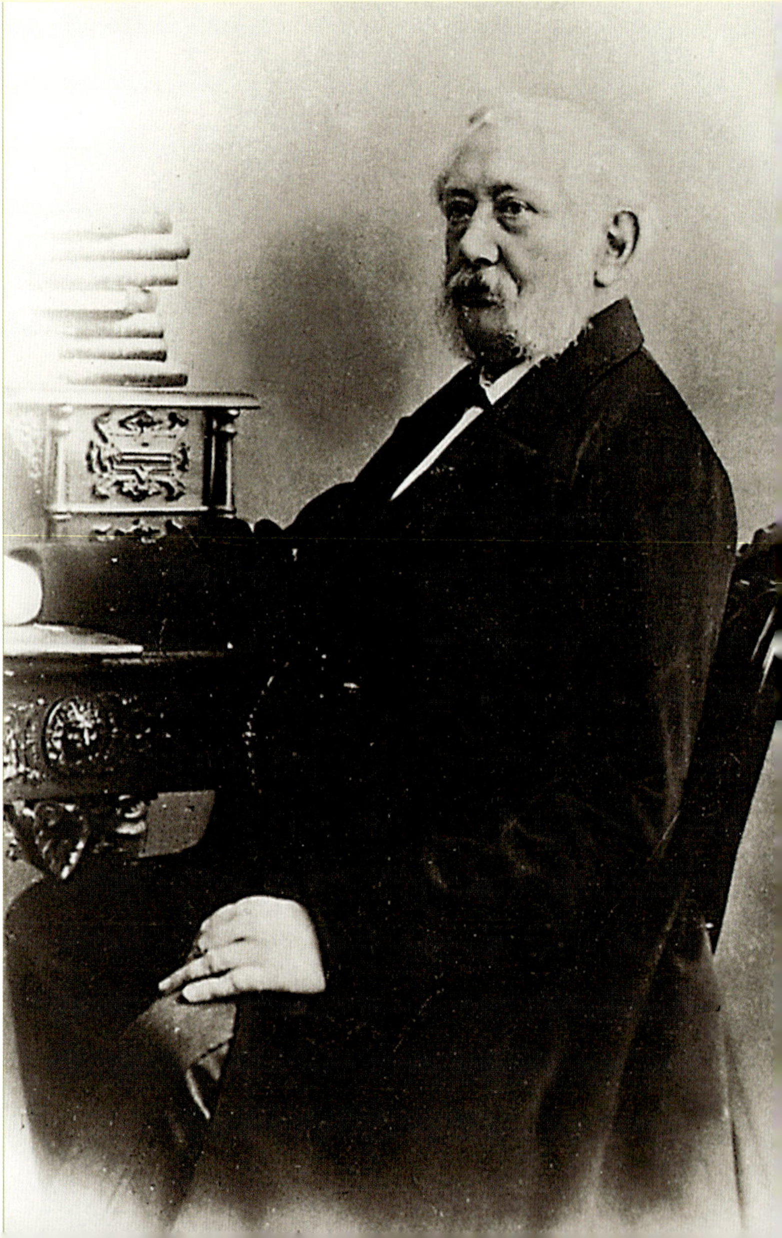

Abnehmen mit Schüßler-Salzen

Schüßlers Entdeckung des biochemischen Systems ist auch für Übergewichtige wertvoll. Denn Gewichtszunahme beginnt im Zellstoffwechsel – Fettpolster entstehen zum Beispiel durch einen überlasteten Insulinkreislauf. Und hier können Schüßler-Salze helfen.

Wichtig ist die typgerechte Versorgung

Die zwölf Salze, so hat Schüßler herausgefunden, sind in jedem Organismus vorhanden, aber in unterschiedlicher Gewichtung. Kein Mensch ist eben wie der andere. Das kann man sogar sehen. Die Unterschiede sind uns ins Gesicht geschrieben und zeigen sich auch an anderen körperlichen Merkmalen. Wir gehören unterschiedlichen Konstitutionstypen an, die nach der Bedeutung der zwölf Salze für unseren Organismus benannt sind. Jeder Konstitutionstyp hat sein eigenes Gewichtsproblem. In diesem Buch erfahren Sie, welches Salz in welcher Dosierung für welchen Zeitraum benötigt wird, um Übergewicht abzubauen.

In diesem Ratgeber werden die Schüßler-Salze mit Elementen der Traditionellen Chinesischen Medizin kombiniert, um entsprechend des individuellen Konstitutionstyps gesund und erfolgreich Übergewicht abzubauen.

Die optimale Ernährung zur Schüßler-Kur

Allerdings ist es damit allein nicht getan. Ohne eine gewisse Umstellung des Essverhaltens können auch Schüßler-Salze langfristig nicht schlank machen. In diesem Buch wird deshalb erstmals die zur Schüßler-Kur passende Ernährungsweise vorgestellt, die auf den in der Traditionellen Chinesischen Medizin entwickelten fünf Ernährungstypen beruht.

Sie erfahren in diesem Buch alles über die optimale Dosierung der Schüßler-Salze für Ihren Konstitutionstyp. Und Sie finden viele Beispielrezepte für die fünf Ernährungstypen, an denen Sie sich orientieren und mit deren Hilfe Sie immer das richtige Essen auf den Tisch bringen können. Diese Kombination ist optimal für alle, die gesund abnehmen wollen.

Hans Wagner

Mit Schüßler-Salzen zum Normalgewicht

Dem Arzt und Forscher Wilhelm Heinrich Schüßler verdanken wir die Entdeckung der Biochemie der Zelle. Er fand heraus, dass im Organismus fehlende Mineralsalze in vielen Fällen Grund für eine Erkrankung sind. Mit den zwölf Lebenssalzen, die Schüßler entwickelte und in Tablettenform verfügbar gemacht hat, wird die Selbstheilung des Körpers angeregt. Dies ist auch der erste Schritt zum Abbau von Übergewicht.

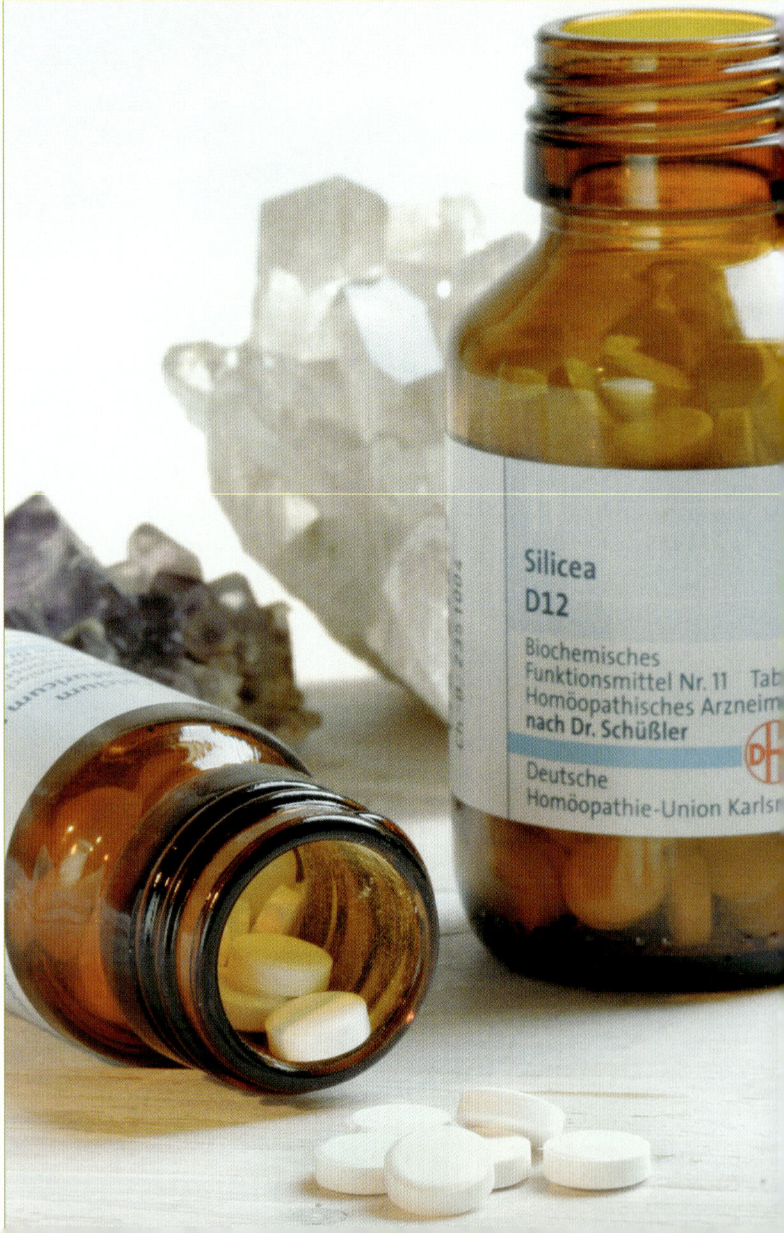

Das Geheimnis der Schüßler-Salze

Die Schüßler-Salze, auf die wir heute zurückgreifen, wurden von dem jungen Arzt Wilhelm Heinrich Schüßler entwickelt, der 1858 seine erste Praxis als Wundarzt und Geburtshelfer im heimischen Oldenburg eröffnete. In den folgenden Jahren untersuchte er, von unstillbarem Forscherdrang getrieben, den menschlichen Körper bis in seine kleinsten Bestandteile. Bei seinen Studien entdeckte er, dass der Organismus immer die gleichen zwölf Salze enthält, die er schließlich als »Lebenssalze« bezeichnete.

Die Schüßler-Salze wurden bereits vor knapp 150 Jahren entwickelt, haben aber nichts von ihrer Aktualität und ihrer Wirkungsweise eingebüßt. Ihr Einsatz hat sich allerdings gewandelt – heutzutage werden die Salze beispielsweise auch zum Abbau von Übergewicht erfolgreich eingesetzt.

Das biochemische Heilsystem

Schüßler entschlüsselte nach und nach, welche Aufgaben die verschiedenen Salze im Organismus erfüllen: Kalium- und Magnesiumphosphat beispielsweise sind wichtig für die Muskelzellen, Eisen muss in Blut- und Hautzellen transportiert werden. 1873 erschien in der »Homöopathischen Zeitung« der erste Artikel über das, was der Arzt Schüßler als »biochemisches Heilsystem« bezeichnete.

Das Wunderwerk der Zelle

Zwei wissenschaftliche Kollegen haben Schüßler auf die Spur des geheimnisvollen Systems der zwölf Salze gebracht. Einer war der Zellularpathologe Dr. Rudolf Virchow (1821–1902), der den Lehrsatz formulierte: »Die Krankheit des Körpers ist gleich der Krankheit der Zelle.« Der andere war der holländische Wissenschaftler Jakob Moleschott, der erkannte, dass der Mensch nur gesund bleibt, wenn er die für seine Zellen erforderlichen Mineralstoffe stets in der richtigen Menge und im richtigen Verhältnis aufnimmt. Der Kern-

satz seiner bahnbrechenden Erkenntnis lautete: »Die Krankheit der Zelle entsteht durch Verlust an anorganischen Salzen.«
Wilhelm Heinrich Schüßler entwickelte, aufbauend auf diesen neuen Erkenntnissen der Wissenschaft, seine sensationelle Therapie: die biochemische Heilbehandlung mit Salzen. Und er entdeckte, wie die anorganischen Mineralsalze, wenn sie der Zelle fehlen, wieder ersetzt werden können.

Info

Die Schüßler-Salze werden in Tablettenform angeboten. Gebräuchlich sind verschraubbare Glasfläschchen mit 80 Tabletten. Auf dem Etikett tragen sie die Aufschrift »Biochemische Funktionsmittel« und die Nummer des jeweiligen Salzes von eins bis zwölf.

Wie kommen die Salze in die Zelle?

Da die Zellen von einer Schutzhaut, der Membran, umgeben sind, gelangen Mineralsalze, die man über Nahrungsmittel zu sich nimmt, nicht ins Zellinnere, wo sie gebraucht werden. Aber durch die in der Homöopathie angewandten Verdünnungen werden die Salze so fein verteilt, dass sie die Schutzhülle durchdringen und so ihre Wirkung entfalten können.

Die homöopathischen Potenzen

»Jedes Salz muss so verdünnt werden, dass es die Funktion gesunder Zellen nicht stört, aufgetretene Funktionsstörungen aber ausgleichen kann.« Aus dieser Erkenntnis heraus stellte Schüßler aus seinen Salzen homöopathische Verdünnungen, sprich Potenzen her. Dies war die Geburtsstunde der Schüßler-Salze.

Wie Schüßler-Salze potenziert werden

Die Verdünnungsstufen reichen von 1:10 (1 Teil des Stoffes wird in 10 Teilen Verdünnungsmittel gelöst) bis zu der schier unvorstellbaren Stufe von 1:1 000 000 000 000 (eins zu einer Billion). Für seine Mineralsalztherapie hat Schüßler diese Potenzierungen übernommen. Am gebräuchlichsten ist die Potenz D6. Eine Ausnahme bilden nur die Schüßler-Salze Calcium fluoratum, Ferrum phosphoricum und Silicea, die als D12-Potenzen eingesetzt werden.

Die zwölf Schüßler-Salze und ihre Wirkungen

Salz Nr. 1: Calcium fluoratum D12

In der Schüßler-Therapie gilt das Mineral, das in der Natur als Flussspat (Fluorit) vorkommt, als Elastizitätsmittel. Der menschliche Körper braucht es für den Aufbau von Nägeln, Zähnen, Knochen, Sehnen und Bändern. Dieses Salz kann Hautfalten glätten, Narben geschmeidig machen und erschlafftes Gewebe festigen, z. B. auch Krampfadern.

Salz Nr. 2: Calcium phosphoricum D6

Dieses Mineral (Kalziumphosphat) hat in der Therapie große Bedeutung als Regenerationsmittel. Der Körper braucht es für den Knochenaufbau während des Wachstums und nach Brüchen, damit die Knochen wieder zusammenwachsen. Es ist wichtig für Muskelbewegungen, die Blutgerinnung und ist an der Neubildung von Zellen beteiligt.

Die Mineralsalze, die stark verdünnt in den zwölf Schüßler-Salzen stecken, finden sich auch in der Natur wieder.

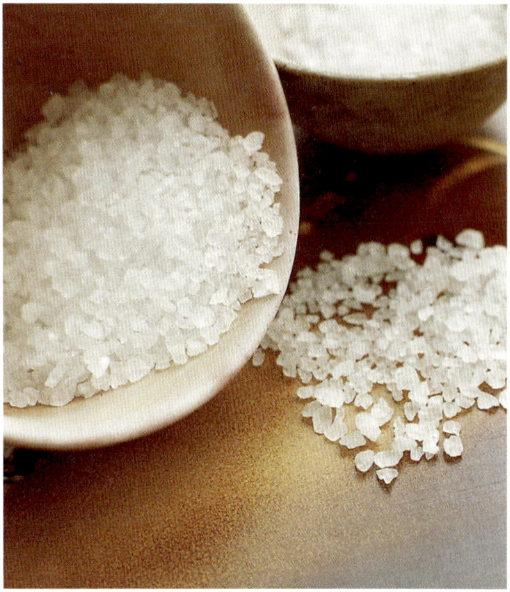

Salz Nr. 3: Ferrum phosphoricum D12

Man bezeichnet Ferrum phosphoricum (Eisenphosphat) in der Schüßlerschen Therapie als Fiebermittel. Es ist enorm wichtig für die Stärkung der körpereigenen Abwehr und daher lebensnotwendig. Eisen ist außerdem Bestandteil des roten Blutfarbstoffes Hämoglobin.

Salz Nr. 4: Kalium chloratum D6

Hierbei handelt es sich um ein Mittel, das in der Therapie als Entzündungsmittel eingesetzt wird. Es ist für die Erregbarkeit von Nerven und Muskeln zuständig und beeinflusst dadurch auch den Herzrhythmus sowie die Magen- und Darmbewegungen. Kalium chloratum (Kaliumchlorid) spielt außerdem eine zentrale Rolle im Kohlenhydrat- und Eiweißstoffwechsel, da es zum Beispiel den Aufbau von Eiweiß fördert.

Salz Nr. 5: Kalium phosphoricum D6

Kalium phosphoricum (Kaliumphosphat) wird in der Biochemie als Antidepressivum eingesetzt. Es ist wichtig für Nerven-, Blut- und Muskelzellen. Man verabreicht es bei Überreiztheit, allgemeiner Nervenschwäche, Melancholie, nervösen Kopfschmerzen, Herzklopfen und Schlafstörungen.

Manche Schüßler-Salze werden bei akuten Beschwerden eingesetzt und gehören in jede Hausapotheke, zum Beispiel hat sich Magnesium phosphoricum als Schmerzmittel bei plötzlich auftretenden, starken Kopfschmerzen bewährt.

Salz Nr. 6: Kalium sulfuricum D6

Dieses Mineral (Kaliumsulfat) ist zuständig für die Sauerstoffversorgung der Zelle. Es bildet auch den Betriebsstoff der Bauchspeicheldrüse (Langerhanssche Inseln) und damit für die Insulinproduktion. Außerdem aktiviert es den Stoffwechsel der Leber.

Salz Nr. 7: Magnesium phosphoricum D6

Bei akuten Schmerzen kann Magnesium phosphoricum (Magnesiumphosphat) manchmal Wunder wirken. Es ist an der Steuerung des vegetativen Nervensystems beteiligt und wird besonders von Muskeln beansprucht, die wir nicht bewusst anspannen können wie der Muskulatur des Herzes, der Verdauungsorgane, der Gebärmutter und der Gefäße.

Salz Nr. 8: Natrium chloratum D6

Oft treten die ersten Anzeichen für einen Mangel dieses Salzes an den Augen auf – sie werden trocken und schmerzen. Dies ist ein Zeichen dafür, dass die Schleimhäute beginnen auszutrocknen. Natrium chloratum (Kochsalz) hilft, denn es reguliert den sensiblen Wasserhaushalt des menschlichen Körpers.

Salz Nr. 9: Natrium phosphoricum D6

Dieses Mineral ist als phosphorsaures Natron bekannt. Es wirkt der Übersäuerung entgegen und hält die Verdauung in Schwung. Bei vielen Stoffwechselvorgängen bindet es daraus entstehende Produkte, vor allem Harnsäure. Es hat eine wichtige Aufgabe bei der Entschlackung. Bei einem Mangel können durch die Übersäuerung rheumatische Erkrankungen und Gicht auftreten.

Salz Nr. 10: Natrium sulfuricum D6

Das Salz (schwefelsaures Natrium) dient der Körperentschlackung und ist damit verantwortlich für das Körpergewicht. Es regt die Ausscheidungsorgane an, vor allem die Nieren, und wird bei Erkrankungen von Leber, Bauchspeicheldrüse und Blase eingesetzt.

Mehr zum Thema Entschlackung lesen Sie in den Kapiteln »Warum werden wir überhaupt dick?« und »Wie Schüßler-Salze Körpergewicht abbauen«.

Salz Nr. 11: Silicea D12

Bei diesem Mineralsalz handelt es sich um die bekannte Kieselsäure, die für den Körper als Bestandteil des Bindegewebes unentbehrlich ist. Sie ist an der Bildung von Kollagen beteiligt, das für eine straffe Haut verantwortlich ist. Silicea wird bei Entzündungen eingesetzt.

Salz Nr. 12: Calcium sulfuricum D6

Dieses Biomineral vervollständigt die 12 Schüßler-Salze. Es ist in den Schleimhäuten der Augen, der Nase und seiner Nebenhöhlen, im Mund, in der Kehle und der Speiseröhre enthalten, ebenso in Magen und Darm. Calcium sulfuricum, landläufig als Gips bezeichnet, hat im Vergleich zu den elf anderen Schüßler-Salzen einen verhältnismäßig kleinen Wirkungskreis. Wilhelm Heinrich Schüßler hat es anfänglich in sein System aufgenommen, später aber wieder entfernt. Nach seinem Tod im Jahr 1898 wurde Calcium sulfuricum von der Biochemie jedoch neu entdeckt und rehabilitiert: Es wurde festgestellt, dass das Mineralsalz in Leber, Galle und Muskeln vorkommt.

Übergewicht – eine neue Volkskrankheit

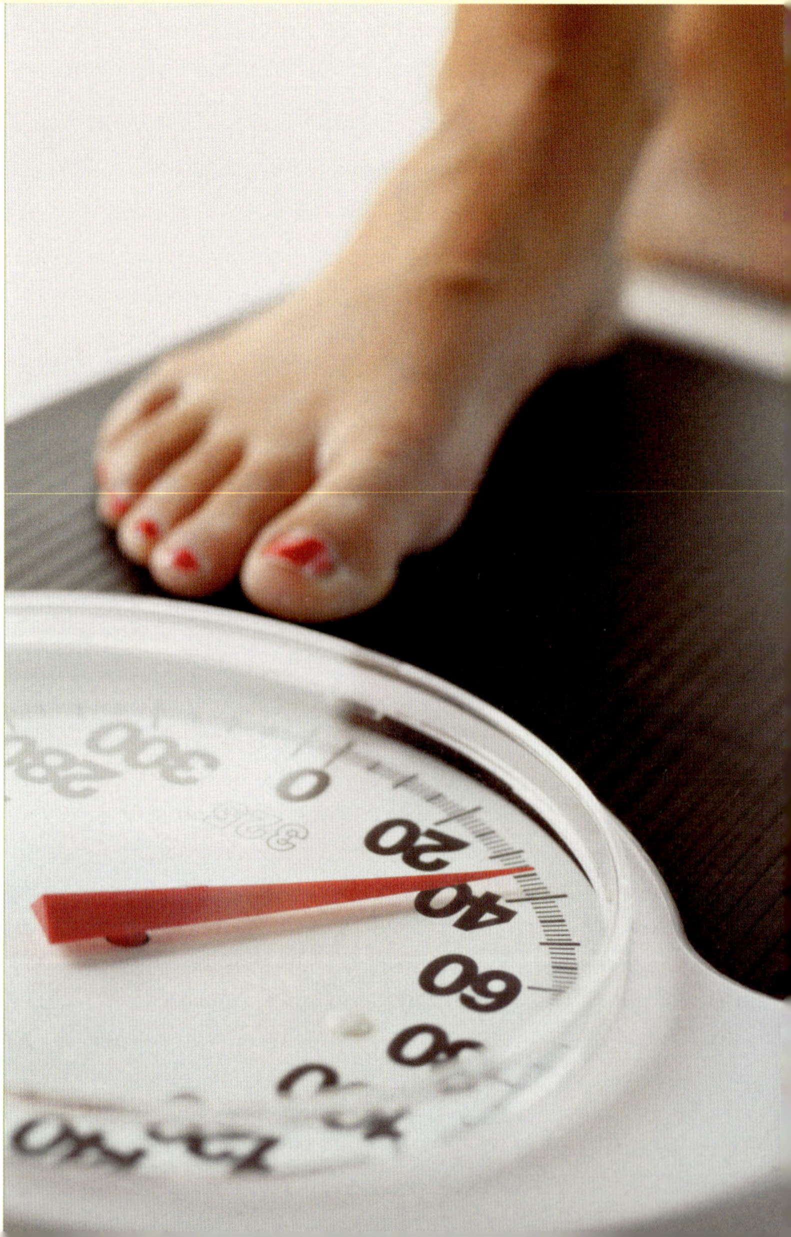

Durch ungesunde Essgewohnheiten und zu wenig Bewegung kommt es zu Einlagerungen im Körper, die sich im Laufe der Zeit als Übergewicht bemerkbar machen. Dabei geht es nicht nur um die gefürchteten Fettpolster, sondern auch um Flüssigkeiten und Stoffwechselabbauprodukte. Alle diese Einlagerungen werden durch den gezielten Einsatz und die richtige Dosierung von Schüßler-Salzen beseitigt.

Warum werden wir überhaupt dick?

Wenn wir mehr essen, als unser Körper tatsächlich benötigt, kommt es zu einem Ungleichgewicht zwischen Energiezufuhr und Energieverbrauch. In der Folge sammeln sich Fettreserven an, die wir zunächst als kleine Pölsterchen bemerken, aber langfristig als Übergewicht mit uns herumschleppen, das sich negativ auf unsere Gesundheit auswirkt.

Gespeicherte Energie

Kohlenhydrate dienen unserem Körper zur Energiegewinnung. Wenn wir zu viele aufnehmen, werden Reserven in Form von Glykogen in Muskeln und Leber gespeichert. Sind die Speicher allerdings bereits gefüllt und es sind immer noch Kohlenhydrate im Überfluss vorhanden, werden diese zu Fett umgebaut und in dieser Form gespeichert.

Bei sportlichen Betätigungen greift unser Körper zunächst auf Glykogen zurück, da die in dieser Form gespeicherten Kohlenhydrate schnell Energie liefern. Erst nach etwa 30 Minuten Sport steigt der Körper auf die Fettverbrennung um.

Essen ohne Hunger

Wir werden nicht nur dick, weil wir zu wenig Energie verbrauchen, sprich uns zu wenig bewegen, um Kalorien zu verbrennen. Auch Stress macht dick, denn er führt dazu, auch ohne Hunger zu essen. Sicherlich kennen viele das Gefühl, sich aus Langeweile, Ärger oder Frustration einfach etwas »zu gönnen«. Zudem machen hochveredelte Nahrungsmittel, wie sie in der Natur gar nicht vorkommen, dick, etwa Sahne, Kristallzucker und Weißmehl. Früher schmeckte manches wirklich nur bei Hunger. Heute sind die Lebensmittel von der Ernährungsindustrie so zugeschnitten, dass es für viele ganz einfach eine Lust ist, zu essen – ob Hunger oder nicht.

Der Energieverbrauch zählt

Eine besondere Rolle bei der Gewichtsentwicklung spielt der Energieverbrauch, den man mit dem so genannten PAL (Physical Activity Level) ermitteln kann. Ein erwachsener Mann, der einen körperlich anstrengenden Beruf ausübt, kommt auf einen PAL von 2,4. Ein Rentner über 65, der geruhsam lebt, hat einen PAL von 1,2. Mit dem PAL kann der Gesamtenergiebedarf berechnet werden, indem man den PAL mit dem Grundumsatz multipliziert. Der Grundumsatz wiederum hängt von Geschlecht, Körpergröße, Gewicht und Alter ab. Für Frauen zwischen 25 und 50 Jahre beträgt der Grundumsatz durchschnittlich 1 340 Kalorien, für Männer gleichen Alters 1 740 Kalorien. Damit liegt der Gesamtenergiebedarf bei einer ausschließlich sitzenden Tätigkeit und einem PAL von 1,4 bei 1 876 für Frauen bzw. 2 436 Kalorien für Männer.

i Info

Bei dem durchschnittlichen Grundumsatz, der rechts angegeben ist, geht man von folgenden Referenzmaßen von Körpergröße und Gewicht für Erwachsene zwischen 25 und 50 Jahre aus: Frauen sind durchschnittlich 1,64 m groß und wiegen 59 kg. Männer sind 1,76 m groß und bringen 74 kg auf die Waage.

Fast zwei Drittel verbraucht die Körperheizung

Der Großteil der zugeführten Energie wird für grundlegende Körperfunktionen benötigt. Und vom Grundumsatz werden fast zwei Drittel allein für die Erhaltung der Körpertemperatur beansprucht. Das restliche Drittel an Energie verbrauchen die einzelnen Organe für ihre Funktion. Wer sich bewegt, erhöht seinen Energieverbrauch. Dieser so genannte Leistungsumsatz ist umso höher, je mehr Muskeln beteiligt sind. Die Arbeit der Muskulatur kann bis zu 40 Prozent des gesamten Energieverbrauchs ausmachen.

Gute Futterverwertung ist erblich

Dass Figurprobleme vererbt werden können, ist manchmal gar nicht zu übersehen. Seit einiger Zeit gibt es Erkenntnisse darüber, dass der Grundumsatz dafür verantwortlich ist. Menschen mit einem hohen Grundumsatz verbrennen mehr Energie, auch wenn sie nichts körperlich leisten. Sie sind schlechte Futterverwerter. Dadurch können sie einfach mehr essen, ohne zuzunehmen.

Der Energieverbrauch sinkt mit der Zeit

Wer jung ist, hat einen höheren Grundumsatz. Das hat den Vorteil, dass viel Energie, die mit dem Essen aufgenommen wird, »verpufft«. Jenseits der 30 nimmt dieser Grundumsatz um etwa ein Drittel ab. Wir werden »gesetzter«. Das ist die Zeit im Leben, in der viele Menschen allmählich Rundungen an Hüfte, Bauch und Po feststellen, die früher nicht da waren.

Abnehmen geht nur, wenn der Stoffwechsel funktioniert

Wenn der Stoffwechsel nicht rund läuft, werden wir nicht nur krank, sondern die meisten Stoffwechselstörungen verhindern auch, dass die Pfunde wieder verschwinden. Unter Stoffwechsel oder Metabolismus versteht man grob gesagt die Aufnahme, die Weiterleitung und die biochemische Umwandlung von Stoffen im Organismus (Verstoffwechslung). Diese biochemischen Vorgänge dienen dem Aufbau und der Erhaltung der Körpersubstanz, der Energiegewinnung und der Ausscheidung von Endprodukten.

Wer ist eigentlich zu dick? Der Body-Mass-Index BMI hat sich als Bewertungsmaßstab für das Körpergewicht eingebürgert. Laut Weltgesundheitsorganisation sollte er nicht über einem Wert von 25 liegen. Ab diesem Wert steigt demnach das statistische Krankheitsrisiko, ganz besonders, wenn der Wert 30 und mehr beträgt.

Die Zellen entscheiden über gesund oder krank

Wenn jemand auf bestimmte Nahrungsmittel allergisch reagiert, kämpft die Körperabwehr mit ihren Botenstoffen dagegen an. Es werden eine Menge spezifischer Substanzen gegen diese Lebensmittel eingesetzt. Sie stören den Kreislauf des Hormons Insulin und blockieren die Insulinrezeptoren an den Zellen. Damit entstehen im Zellstoffwechsel die meisten Folgen für das Körpergewicht.

Nicht nur Zuckerkranke haben Insulinprobleme

Das Hormon Insulin hat in unserer Ernährung eine zentrale Bedeutung. Ist der Insulinstoffwechsel gestört, kommt es zu der inzwischen weit verbreiteten Zuckerkrankheit Diabetes mellitus. Die Zuckeranteile in der Nahrung, die in das Blut gelangen (Glukose) können nicht mehr oder nur viel zu langsam in Energie umgewandelt werden. Der Blutzuckerspiegel steigt. Aber Insulin kann auch bei an sich Gesunden negative Wirkungen haben, zum Beispiel auf den Fettstoffwechsel des Organismus.

Ein Stück Traubenzucker liefert zwar schnelle Energie, sorgt aber auch sehr schnell für Heißhunger und ein Leistungstief. Grund ist das Insulin, das aufgrund des Traubenzuckers in hoher Menge ausgeschüttet wird, um den Blutzuckerspiegel zu senken.

Die Funktion des Insulins

Insulin hat die Aufgabe, die Zellen mit Fetten, Eiweißen und Kohlenhydraten zu versorgen. Diese lebenswichtigen Nährstoffe können ohne Insulin nicht dorthin gelangen, wo sie gebraucht werden. An oberster Stelle seiner vielfältigen Funktionen steht deshalb die Energiegewinnung.

Insulin bewirkt auch, dass Energie gespeichert wird, wenn sie nicht sofort benötigt wird. So lange genug Energie vorhanden ist, verhindert es gleichzeitig die Freisetzung von Fett aus den Fettspeichern. Der Körper ist immer bestrebt, Vorräte für schlechte Zeiten anzulegen. Bei einem reichlichen Energieangebot baut er seine Depots unermüdlich aus.

Was Insulinresistenz bedeutet

Insulin hat auch die Aufgabe, die Zellen vor einem Überangebot an Zucker (Glukose) zu schützen. Sie würden andernfalls schwer geschädigt. Diese Aufgabe löst das Insulin, indem es die Zahl der Rezeptoren an den Zellwänden verringert und dadurch die Zuckeraufnahme begrenzt. Man spricht von Insulinresistenz. Der Mechanismus ist tückisch: Wer ständig zu viel isst, vor allem leicht verdauliche Kohlenhydrate wie Weißbrot und Zucker, hat in sei-

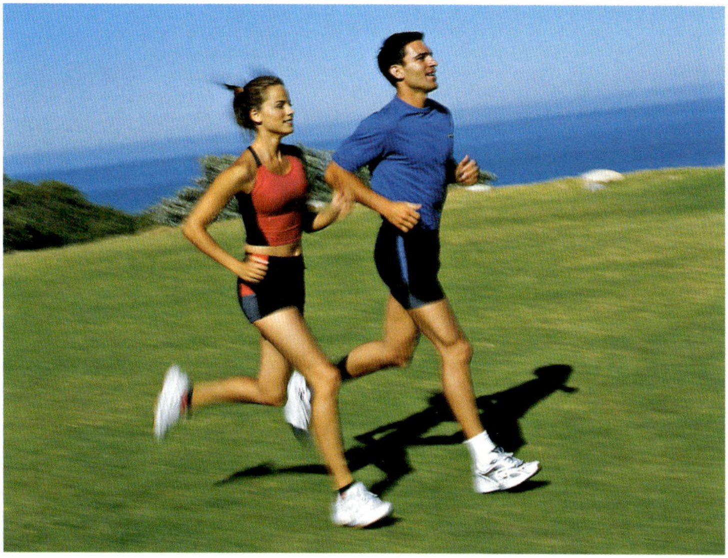

Wer sich mit regelmäßiger Bewegung fit hält, kann auf natürliche Weise seinen Stoffwechsel ankurbeln. Positiver Nebeneffekt: das Risiko, einen Diabetes Typ 2 zu entwickeln, kann dadurch gesenkt werden.

nem Blut einen permanent hohen Insulinspiegel. Das Hormon wird in großer Menge in der Bauchspeicheldrüse ausgeschüttet. Dies ist nötig, weil das Hormon den Zucker aus den Nahrungsmitteln über die Blutbahn abtransportieren muss. Zucker und Insulin zirkulieren in den Gefäßen. Da die Zellen die Glukose aber infolge der reduzierten Insulinrezeptoren nicht aufnehmen, wird sie schließlich zu Fett umgebaut und eingelagert.

Diabetiker, die auf Insulin angewiesen sind, müssen dieses Hormon ihrer Nahrungszufuhr und ihrem Blutglukosespiegel anpassen, damit es nicht zu einer Entgleisung des Stoffwechsels kommen kann.

Insulin schreit nach Zucker

Ein permanent hoher Insulinspiegel im Blut löst aber auch Heißhunger aus, denn das im Blut befindliche Insulin hat permanent das Bestreben, Zucker umzuwandeln. Dieser Hunger kann nur durch Essen gestillt werden. Geschieht dies nicht, kann es zu einer Glukoseunterversorgung kommen, was nicht nur unangenehme Empfindungen wie Sehstörungen, Schwindel und Gereiztheit hervorruft – anhaltende Unterzuckerung kann sogar zum Tod führen. Der Heißhunger ist also eine Rettungsmaßnahme des Körpers.

Verhängnisvolle Diäten

Bei Diäten zum raschen Abnehmen werden durch das Hungern zunächst die schnell verfügbaren Glukosespeicher des Körpers geleert, also die Energievorräte. Wenn diese erschöpft sind, geht es keinesfalls an die Fettdepots, von denen wir uns so gerne befreien möchten. Als nächstes wird vor allem Eiweiß aus der Muskelmasse abgebaut, das der Organismus nun in Glukose umwandelt, um die Energieversorgung aufrechtzuerhalten.

Der Körper wehrt sich

Der Erhalt der Muskulatur bei einer Diät ist in doppelter Hinsicht wichtig: Zum einen fühlt man sich nicht so träge, zum anderen verbrauchen Muskeln auch ohne Bewegung mehr Energie als Fettgewebe, so dass man einen höheren Grundumsatz hat und automatisch mehr Energie verbraucht.

Der Abbau der Muskelmasse ist auch der Grund, warum wir uns bei Diäten oft so schlapp fühlen. Die Bewegungsaktivität nimmt dadurch weiter ab, die vielleicht ohnehin nicht sonderlich ausgeprägt war. Das Ergebnis solcher Diäten ist häufig ein schlaffer, träger Körper. Sofort nach der Diät speichert der Organismus dann jede Kalorie, die er bekommen kann, in seinem Fettgewebe, damit er für die nächste Hungerperiode gut gerüstet ist. Dieses Auf und Ab beim Gewicht nennt man Jo-Jo-Effekt.

Besonderheit Kohlenhydrate

Ein großer Teil des Übergewichts rührt von zu vielen und vor allem den falschen Kohlenhydraten her; keineswegs von Fett allein. Kohlenhydrate sind überwiegend Bestandteil von Getreideprodukten wie Brot, Nudeln und Gebäck, aber auch von Kartoffeln und Kartoffelprodukten wie Pommes und Püree. Außerdem enthalten Süßigkeiten Kohlenhydrate in großer Menge.

Die richtigen Kohlenhydrate auswählen

Abnehmen wird schwer, wenn man dem Hormon Insulin die Möglichkeit gibt, die Fettdepots zu füllen. Dies kann man jedoch bis zu einem gewissen Grad steuern, indem man berücksichtigt, wie schnell Kohlenhydrate in Glukose abgebaut werden. Dabei gilt grundsätzlich: je naturbelassener und vollwertiger ein Lebensmittel ist, desto langsamer wird es zu Zucker umgewandelt und in die Blutbahn aufgenommen.

Kohlenhydrate, die langsam wirken

Langsam wirkende Kohlenhydrate verzögern die Insulinausschüttung. Dazu gehören grob geschrotetes Getreide, Vollkornbrote, Vollkornhaferflocken, Leinsamen, Nüsse und Kürbiskerne. Außerdem die meisten Gemüse- und Obstsorten. Aber Vorsicht: Verarbeitung, auch Kochen, führt zu einer Beschleunigung der Aufnahme. So liefern Karotten, roh gegessen, langsame Kohlenhydrate, gekocht schmecken sie süß und gehen rascher ins Blut. Das Gleiche gilt für Fruchtsäfte: naturbelassene Früchte geben ihre Kohlenhydrate langsam ab, der Saft davon wesentlich schneller.

Die Einteilung der Lebensmittel nach ihrer Wirkung auf den Blutzuckerspiegel ist fester Bestandteil der so genannten Low-Carb-Diät. Bei dieser Ernährung wird Produkten mit einem niedrigen glykämischen Index der Vorzug gegeben, da sie den Blutzuckerspiegel nur moderat ansteigen lassen und für ein längeres Sättigungsgefühl sorgen.

Schnelle Kohlenhydrate – die Insulinfalle

Lebensmittel wie Brote aus fein geschrotetem Getreide, auch Knäckebrot, Butterkekse, Fertigmüsli mit Zucker, Instant-Haferflocken, Kartoffelbrei und Chips bewirken eine rasche und hohe Insulinausschüttung. Bei den Gemüsen sind es frische grüne Erbsen, gekochte gelbe Rüben und Zuckermais, beim Obst Ananas, Bananen, Papayas und Mangos. Fruchtsaftgetränke, Bier, Marmelade und Milchprodukte mit Zucker gehören ebenfalls in diese Gruppe.

Vorsicht vor Brötchen, Cornflakes und Cola

Die »schnellsten« Kohlenhydrate liefern Weißbrot, Brötchen, Baguette, Croissants und Waffeln, Cornflakes, Pommes und Colagetränke. Wer versucht abzunehmen, sollte sich bei solchen Produkten sehr zurückhalten und probieren, ausschließlich Lebensmittel mit langsam verfügbaren Kohlenhydraten zu sich zu nehmen. Auf diese Weise hält man seinen Insulinspiegel niedrig und kann Heißhungerattacken vermeiden.

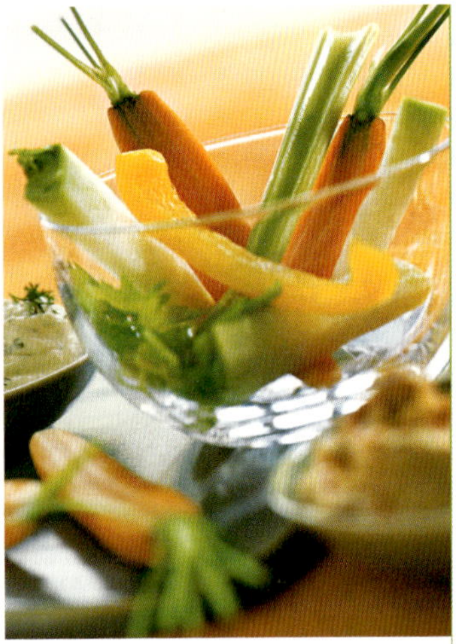

Rohes Gemüse, appetitlich in Sticks geschnitten, ist die ideale Knabberalternative, um seinen Körper in Schuss zu halten und überflüssigen Pfunden den Kampf anzusagen.

Besonders rasant wirkende Kohlenhydrate

Schnell verfügbare Kohlenhydrate werden noch schneller abgebaut, wenn man sie gekocht und heiß zu sich nimmt. Eine heiße Vanillesauce lässt den Blutzuckerspiegel viel schneller ansteigen als eiskaltes Vanilleeis. Selbst Diabetiker dürfen daher eine kleine Portion einfaches Vanilleeis genießen.

Wie Schüßler-Salze Gewicht abbauen

Warum kann ein gestörter Mineralstoffhaushalt in den Zellen unseres Körpers eine der Ursachen für ungewollte Gewichtszunahme sein, auch wenn die tägliche Kalorienzufuhr die benötigte Menge nicht oder kaum übersteigt?

Wenn der Stoffwechsel gestört ist

Ein gestörter Mineralstoffhaushalt in der Zelle führt zum Beispiel zu Stoffwechselproblemen wie einem gestörten Insulinkreislauf. Und dadurch kommt es selbst bei gemäßigten Essgewohnheiten zu Einlagerungen, die das Gewicht ansteigen lassen.

Der Kompensationsmechanismus

Aber es gibt noch einen weiteren Zusammenhang zwischen Störungen im Mineralstoffhaushalt und einer Gewichtszunahme. Ernährungswissenschaftler erklären ihn durch einen Kompensationsmechanismus: Bei Veränderungen im Mineralstoffhaushalt der Zellen nehmen Menschen trotz ausreichender oder sogar großer Essensportionen nicht genügend lebenswichtige Mineralsalze in ihren Organismus auf. Die in Molekülen gebundenen Mineralien, wie sie in Nahrungsmitteln vorliegen, sind nicht in der Lage, die Zellwände zu durchdringen und gelangen damit nicht dorthin, wo sie gebraucht werden. Diesen Mangel versucht der Körper durch eine immer größere Nahrungsmenge auszugleichen. Aber weil die Störungen an den mit Mineralsalzen unterversorgten Zellen dadurch nicht verschwinden, kann der Organismus zwei Probleme nicht mehr beheben. Erstens bleibt das Verlangen nach immer mehr Essen bestehen. Und zweitens wachsen die Fettdepots. Einen einmal evident gewordenen Mineralstoffmangel muss man daher gezielt durch eine Schüßler-Salz-Therapie beheben.

Um festzustellen, welcher Mineralstoffmangel möglicherweise Ursache für das eigene Übergewicht ist, sollte man seinen Konstitutionstyp ermitteln. In der Biochemie werden verschiedene Typen unterschieden, bei denen sich ein Mineralstoffmangel auch in bestimmten äußeren Merkmalen zeigt.

Unnötige Fettdepots

Unser Körper versucht auch in anderen Fällen, durch Kompensationen gegenzusteuern – allerdings ohne Erfolg. Ein Kropf beispielsweise resultiert aus einem solchen Vorgang. Wenn der Schilddrüse das lebenswichtige Mineral Jod nicht in ausreichender Menge zur Verfügung steht, kann sie nicht genügend Hormone produzieren, auf die der Körper angewiesen ist. Die Folge davon ist, dass sich das Organ eine immer umfangreichere Produktionskapazität an Schilddrüsengewebe zulegt. Schließlich wuchert das kleine, normal 20 Gramm leichte Organ unterhalb des Kehlkopfes zur Monsterform eines Kropfes aus (medizinisch Struma). Und dennoch kann wegen des Jodmangels auch in dieser großen Produktionsanlage nicht mehr Schilddrüsenhormon hergestellt werden als vorher.

Schüßler-Salze helfen gegen Fettdepots

Bis zu einem gewissen Grad kann man durch Jodgaben das Problem beheben. Ähnlich ist es mit den Fettdepots infolge eines Mineralstoffmangels: Durch die Gabe der richtigen, typgerechten Schüßler-Salze bekommt man sie in den Griff. Wenn allerdings die fehlenden Mineralsalze für die Zelle nicht zugeführt werden, dann bleibt der Mangel bestehen, die Fettdepots wachsen und eine wirkliche Chance zum Abnehmen besteht nicht.

Warum es bei Schüßler auf den Typ ankommt

Kein Mensch ist wie der andere. Das zeigt sich nicht nur am Beispiel guter oder schlechter Futterverwerter, sondern auch in Bezug auf die Mineralstoffbedürfnisse. Wenn ein Mangel herrscht, ist uns dies förmlich ins Gesicht geschrieben. Daher liefert die Gesichtsdiagnose wertvolle Hinweise darauf, welcher Konstitutionstyp man ist.

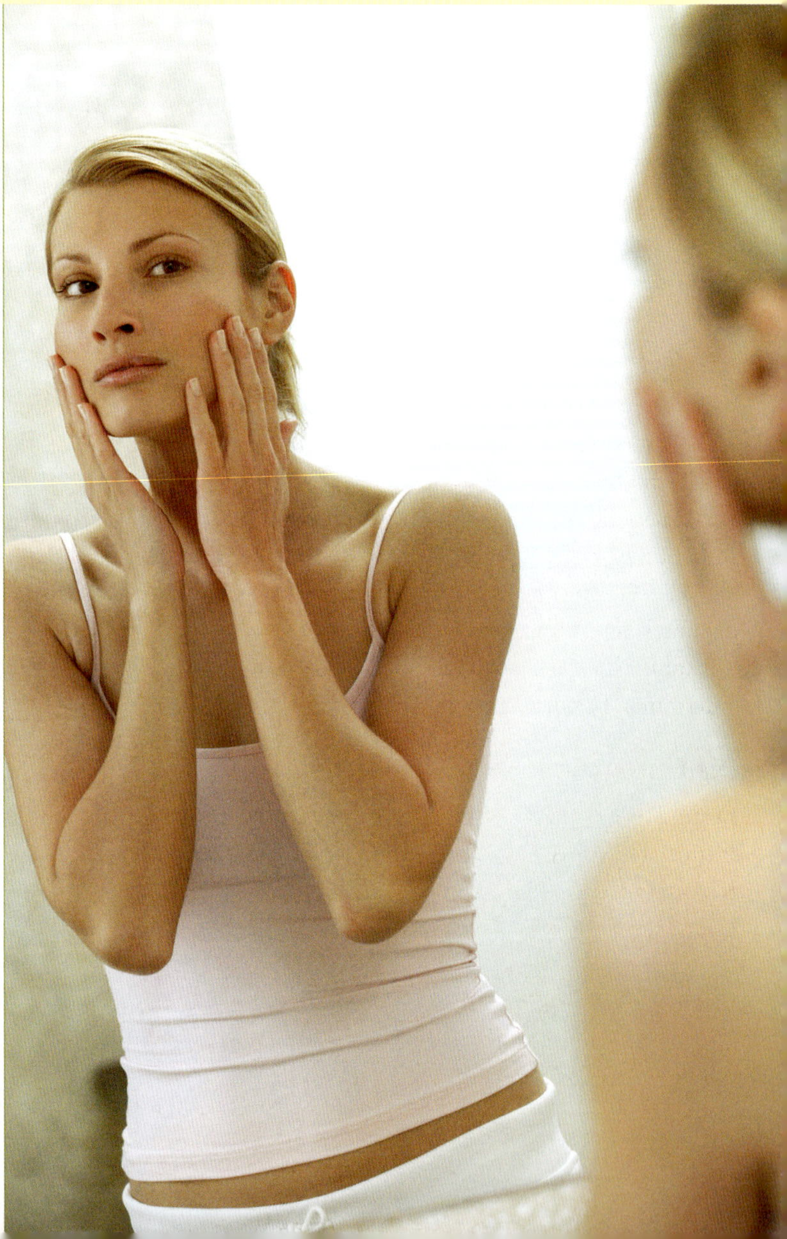

Wie erkenne ich meinen Konstitutionstyp?

Die typgerechte Anwendung der Schüßler-Salze ist eines der wichtigsten Geheimnisse ihres Erfolgs. Herauszufinden, welcher Typ man selbst ist, erfordert die Beschäftigung mit der eigenen Gesundheit. Sie sollte mit einem ehrlichen Blick in den Spiegel beginnen. Gibt es Besonderheiten, die Sie von anderen unterscheiden? Sind im Laufe des Lebens Merkmale im Gesicht entstanden, die dauerhaft geblieben sind?

Bei den verschiedenen Konstitutionstypen unterscheidet man nicht gute und schlechte. Jeder Mensch hat seine Stärken und Schwächen. Wer diese kennt, kann erfolgreich Krankheiten bekämpfen und Übergewicht abbauen.

Die Konstitution

Dass unterschiedliche Menschentypen für unterschiedliche Krankheitsbilder besonders disponiert sind, ist seit der Antike bekannt. Die Disposition, den Typus eines Menschen, nennt man seine »Konstitution«. Dieses Wort leitet sich von dem lateinischen »constitutio« ab, was »Beschaffenheit« oder »Verfassung« bedeutet. Man versteht darunter den Zustand, wie er sich in der Summe der ererbten und im Laufe des Lebens erworbenen Eigenschaften darstellt. Streng genommen besitzt jeder Mensch eine eigene Konstitution.

Die Einteilung von Konstitutionstypen

Besonders bekannt geworden ist die Beschreibung solcher Konstitutionen in der Typenlehre, die der deutsche Psychiater Ernst Kretschmer (1888–1964) entwickelt hat. Seine Einteilung erfolgte nach Merkmalen des Körperbaus.

Der Typ des Pyknikers hat einen gedrungenen Körperbau mit Rundungen und Fettansatz, er ist mittelgroß mit einem massiven, kurzen Hals. Dieser Typ neigt zu Stimmungsschwankungen zwischen großer Heiterkeit und tiefer Traurigkeit.

Der leptosome Typ weist einen schmalwüchsigen, feingliedrigen (grazilen) und schwächlichen (asthenischen) Körperbau auf. Der Kopf ist relativ klein, der Brustkorb flach, die Muskulatur schwach ausgebildet, der Hals schmal und lang, das Kinn nach hinten fliehend. Dieser Typ neigt zu Haltungsschäden. Er kann emotional sehr empfindlich, aber auch starr und unerschütterlich sein.

Der athletische Typ entwickelt einen muskulösen Körperbau, er ist breitschultrig und kräftig, hat einen wuchtigen Kopf und einen groben Knochenbau. Wie der leptosome Typ kann er emotional sehr empfindlich reagieren.

Einem erfahrenen Therapeuten fällt es leicht, Menschen einem bestimmten Konstitutionstyp zuzuordnen. Mit etwas Übung und einem offenen Blick für Mitmenschen kann aber jeder ein Gefühl dafür entwickeln.

Typenlehre nach F. X. Mayr

Es gibt eine ganze Reihe weiterer Konstitutionslehren und Typeneinteilungen. Etwa drei Dutzend Wissenschaftler in aller Welt haben sich damit befasst. Beispielsweise der österreichische Arzt F. X. Mayr, der die nach ihm benannte Fasten- und Ernährungstherapie entwickelt hat. Er unterscheidet je nach Gesichtsfarbe Magenempfindliche (blässlich), chronisch Darmkranke (grau) und Verdauungsgestörte (blaurot). Wer gesund ist, hat nach Mayr eine frische, rosarote Haut.

Typ-Einteilung im Ayurveda

Auch die traditionelle indische Heilkunst Ayurveda, die übersetzt »Wissen vom Leben, Lebensweisheit« heißt, hat eine eigene Typologie entwickelt. Sie unterscheidet verschiedene Temperamente oder Energien, so genannte Doshas. Diese kommen nach ayurvedischer Vorstellung in jedem Organismus vor. Dabei dominieren meist ein oder zwei Doshas. In einem gesunden Organismus sollten sich alle drei Doshas in einem harmonischen Gleichgewicht befinden. Diese Doshas sind der Pitta-Typ, der Kapha-Typ und der Vata-Typ. Lebensmittel werden ebenfalls bestimmten Typen zugeordnet.

Die fünf Elemente der chinesischen Medizin

Mit der Ayurveda verwandt ist die chinesische Ernährungslehre der fünf Elemente. Sie unterscheidet die Elemente Holz, Feuer, Erde, Metall und Wasser. Jedem dieser Elemente wohnen ganz eigene geschmackliche und organische Eigenschaften inne. Für die Acht-Wochen-Kur zur Gewichtsreduktion in diesem Buch wurden die Konstitutionstypen der Biochemie den jeweiligen Ernährungstypen der Traditionellen Chinesischen Medizin (TCM) zugeordnet. Auf diese Weise entstand zum ersten Mal eine eigene Schüßler-Diät mit einem dazu passenden Ernährungsprogramm.

Sowohl die Therapie mit Schüßler-Salzen als auch die Ernährung nach der TCM beruhen auf der Tatsache, dass die Menschen nicht alle gleich sind, sondern in verschiedene Typen eingeteilt werden können, die ganz unterschiedliche Bedürfnisse und Besonderheiten aufweisen. Daher können diese beiden Lehren ideal kombiniert werden.

Die Konstitutionen in der Biochemie

Schüßler selbst hat in seinem Buch »Eine abgekürzte Therapie« der Antlitzdiagnose ein ganzes Kapitel gewidmet. Er soll diese Kunst in ihrer Grundstruktur intuitiv beherrscht haben. Genauere Angaben über die Charakteristik der einzelnen Anzeichen im Gesicht machte er nicht. Er beschrieb aber, welche erstaunlichen Wirkungen mit biochemischen Therapien zu erzielen sind, wenn man sie nach der Antlitzdiagnose verordnet und durchführt.

Die Antlitzdiagnose

Das heute verbreitete Verfahren der Antlitzdiagnose geht zurück auf den Arzt Kurt Hickethier aus Nebra in Sachsen-Anhalt (1891–1958). Er war bei der Beschäftigung mit einer eigenen schweren Erkrankung auf die biochemische Heilweise gestoßen. Schüßlers

System faszinierte ihn derart, dass er mit eigenen Forschungen begann. Mithilfe der Antlitzdiagnose konnte er Mineralstoffmängel im menschlichen Organismus feststellen. Noch immer schwören Naturheilärzte und Homöopathen auf die Antlitzdiagnose.

Die verschiedenen Konstitutionstypen

Die Konstitutionstypen der Biochemie werden auch heute noch anhand von Auffälligkeiten im Gesicht diagnostiziert. Neben der Gesichtsform spielen die Farbe der Gesichtshaut, Grübchen, Falten, Muttermale und Unreinheiten eine Rolle. Solche Merkmale können bereits Aufschluss über organische Störungen oder über die seelische Verfassung geben.

Jedes Salz ein eigener Charakter

Jedes Salz weist unverwechselbare Wirkeigenschaften auf und hat Beziehung zu bestimmten Körperorganen. Auch die Persönlichkeit eines Menschen wird durch diese Beziehung beeinflusst. Wenn ein Mineralsalzmangel besteht, sind deshalb neben den äußeren Anzeichen auch psychische Eigenschaften bis hin zum Essverhalten davon geprägt.

Die Ernährungstypen der TCM

Bei der TCM werden Lebensmittel nach ihrem Geschmack und nach ihrer Wirkung den fünf Elementen zugeordnet. Ziel ist es, durch den Verzehr bestimmter Speisen ein Gleichgewicht im Organismus herzustellen.

Die Ernährungstypen der Traditionellen Chinesischen Medizin ergänzen sich mit der Typeinteilung der Biochemie ideal. Auffallende Unterschiede im Geschmack und im Essverhalten der fünf Elemente erlauben es, ihnen nach genauem Studium dieser Unterschiede die Schüßlerschen Konstitutionstypen zuzuordnen. Die Typen Holz, Feuer, Erde, Metall und Wasser bilden den für die Ernährung maßgeblichen Überbau einer Abnehmkur mit Schüßler-Salzen. Je nachdem, von welchem Element ein Mensch geprägt ist, weist er nicht nur typische Merkmale in seiner Ernährungsweise auf, sondern auch in seiner gesundheitlichen Verfassung.

Die Typen und ihre Salze

Unter den folgenden Typbeschreibungen erfahren Sie, welche Merkmale auf die einzelnen biochemischen Konstitutionstypen zutreffen oder ihnen am nächsten kommen. Dadurch können Sie Ihren eigenen Konstitutionstyp ermitteln. Mit den passenden, bei jedem Typ angegebenen Schüßler-Salzen verbessern Sie Ihre Gesundheit und erreichen Ihr persönliches Wunschgewicht.

1. Typ Calcium fluoratum

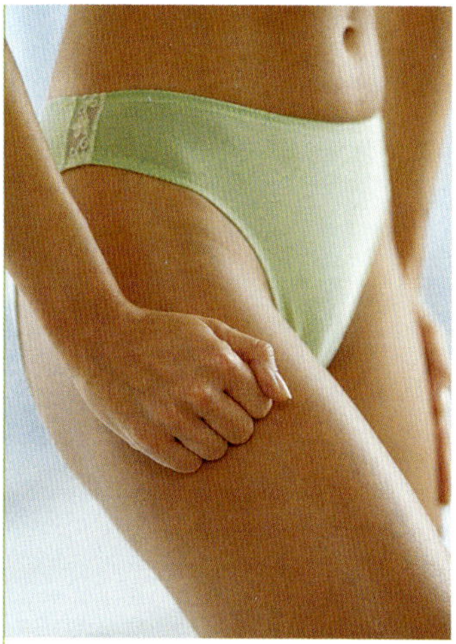

Calcium fluoratum kann das Bindegewebe stärken.

Gesichtsdiagnose Der Typ Calcium fluoratum ist an seiner schlaffen Gesichtshaut zu erkennen. Unter den Augen und manchmal an den Oberlidern bilden sich kleine Längs- und Querfalten (Würfelfältchen). Die Hautregionen sind meistens rötlich-blau verfärbt. Auch der Zahnschmelz kann bei manchen Menschen dieses Typs verfärbt sein.

Körperliche Merkmale Beim Konstitutionstyp vom Charakter Calcium fluoratum kommt es leicht zu Gefäßerweiterungen und Gewebserschlaffung, vor allem in der Bauchregion (schlaffe Bauchdecke). Durch den Mangel an Calcium fluoratum leidet dieser Typ häufig auch an einer Schwäche der Bänder und Sehnen. Die Haut wird leicht schrundig, die Hände sind oft rau und rissig, die Fingernägel brüchig. Verbreitet sind auch Nagelpilz und Hämorrhoiden. An den Beinen bilden sich vermehrt Besenreiser und Krampfadern. Beim Sport ist dieser Konstitutionstyp verletzungsanfällig. Häufig kommen auch Haltungsschäden und Knochendefekte wie Spreiz- oder Senkfuß vor. Karies und lockere Zähne sind ebenfalls charakteristisch für den Typ Calcium fluoratum.

Persönlichkeitsbild Eine auffallende Existenzangst prägt viele Menschen dieses Typs. Sie sind entscheidungsschwach und fürchten sich davor, finanziell nicht mehr über die Runden zu kommen.

Die Unsicherheit führt zu hamsterartigem »Futtern«, also zu übermäßiger Nahrungsaufnahme, was sich natürlich im Gewicht niederschlägt.

Salze zur Gewichtsreduktion Calcium fluoratum D12 hilft dabei, alte Ablagerungen zu lösen und auszuleiten. Es muss stets über einen Zeitraum von sechs Monaten hinweg eingenommen werden, weil es sehr langsam wirkt. Außerdem werden speziell während der Abspeckkur die Salze Nr. 5, Kalium phosphoricum D6, Nr. 9, Natrium phosphoricum D6, und Nr. 10, Natrium sulfuricum D6, eingenommen.

Der Typ Calcium fluoratum entspricht dem TCM-Ernährungstyp Holz. Passende Lebensmittel und Rezeptideen für diesen Ernährungstyp finden Sie ab Seite 55.

Dosierung Um den Mineralstoffhaushalt auszugleichen, sollten etwa sechs Monate lang 2- bis 3-mal täglich je 3 Tabletten Calcium fluoratum D12 eingenommen werden. Diese lange Kur ist nötig, da das Salz nur langsam wirkt. Die beste Einnahmezeit ist im Laufe des Vormittags. Zusätzlich nimmt man vor dem Frühstück 5 Tabletten von Salz Nr. 10, Natrium sulfuricum D6, vor dem Mittagessen 5 Tabletten von Salz Nr. 5, Kalium phosphoricum D6, und vor dem Abendessen 5 Tabletten von Salz Nr. 9, Natrium phosphoricum D6. Die Salze lässt man auf der Zunge zergehen oder löst sie in einem Glas mit heißem Wasser auf.

Weitere Informationen Die genannten Salze dienen der Entschlackung des Körpers, verhindern einen Überschuss an Salzsäure im Magen (Natrium phosphoricum) und beseitigen Völlegefühl (Natrium sulfuricum).

2. Typ Calcium phosphoricum

Gesichtsdiagnose Auffallend ist bei diesem Typ häufig ein »Wachspuppengesicht«. Besonders helle Stellen befinden sich direkt vor dem Ohr. Manchmal ist auch die Region von der Nasenwurzel bis unter die Augenbrauen eigentümlich weiß. Gelegentlich hat der Typ Calcium phosphoricum zusätzlich einen unschönen weißen Zungenbelag.

Körperliche Merkmale Weiche Fingernägel sind fast immer ein Zeichen für zu wenig Calcium phosphoricum im Körper und deuten zusätzlich auf diesen Konstitutionstyp hin. Es kommt auch oft zu einer mangelhaften Zahn- und Knochenbildung sowie zu schlecht heilenden Knochenbrüchen. Im Alter treten bei Menschen dieses Typs Hautjucken, nicht selten auch Taubheitsgefühle oder ein unangenehmes Kribbeln in Armen und Beinen auf. Muskelschmerzen und eine auffallende Nervosität können ebenfalls auf einen Mangel an Calcium phosphoricum hinweisen. Nach lang andauernden Infektionskrankheiten mit Fieber ist der Bedarf an diesem Schüßler-Salz besonders hoch.

Persönlichkeitsbild Menschen dieses Typs neigen dazu, Verantwortung abzulehnen. Sie suchen ihre Sicherheit in der Anpassung und bemühen sich, nicht anzuecken. Dabei sind sie sehr materiell eingestellt und durchaus auf ihren Vorteil bedacht. Das Temperament ist lebhaft, aber der Körper ist meist rasch erschöpft. Mit ihrer Lebenssituation sind Menschen dieses Typs häufig nicht zufrieden.

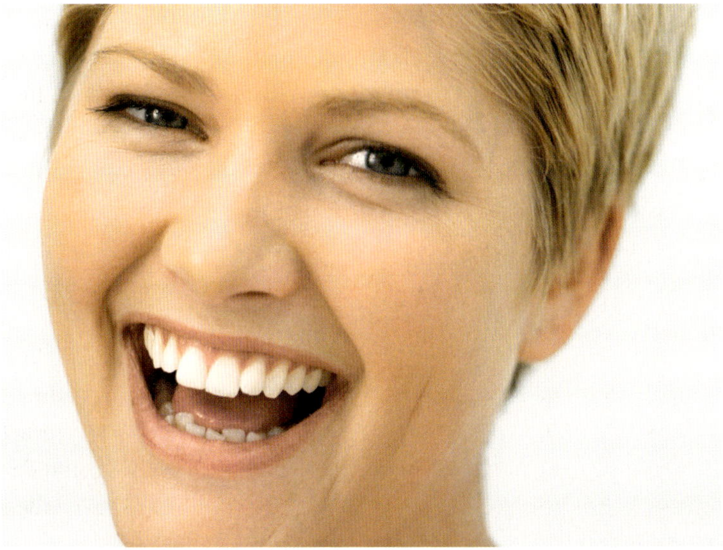

Calcium phosphoricum ist maßgeblich an der Zahnbildung beteiligt und sorgt für gesunde, feste Zähne.

Der Typ Calcium phosphoricum entspricht dem TCM-Ernährungstyp Metall. Passende Lebensmittel und Rezeptideen für diesen Ernährungstyp finden Sie ab Seite 78.

Viele sind Abendesser, die gern Wein und andere alkoholische Getränke konsumieren. Beim Essen bevorzugen sie gut gewürzte, deftige Speisen wie Rauchfleisch, Speck und Schinken.

Salze zur Gewichtsreduktion Das Salz Nr. 2, Calcium phosphoricum D6, sorgt dafür, dass die Außenhaut (Membran) der Zellen durchlässig bleibt und ermöglicht so den Zellstoffwechsel. Zusätzlich wird die Schilddrüse in ihrer Stoffwechselsteuerung angeregt. Das Salz spielt außerdem eine wichtige Rolle bei der Umwandlung von Eiweiß, das wir mit der Nahrung zu uns nehmen, in Körpereiweiß. Bei einem Mangel des Salzes können Ausflockungen von Eiweiß vorkommen, die sich im Bereich der Oberschenkel ablagern. Man nimmt das Salz am besten kurmäßig ein. Dazu kommt das Ergänzungsmittel Nr. 23, Natrium bicarbonicum D6. Dieses Salz aktiviert besonders die Bauchspeicheldrüse und behebt eine unzureichende Ausscheidung von Stoffwechselabbauprodukten. Das Salz hilft bei trägem Stoffwechsel, Fettsucht, rheumatischen Beschwerden und wirkt der Übersäuerung entgegen.

Dosierung Etwa zwei Monate lang morgens und abends je 2 Tabletten Calcium phosphoricum D6 einnehmen. Dazu 3-mal täglich vor den Mahlzeiten je 2 Tabletten des Ergänzungsmittels Nr. 23, Natrium bicarbonicum D6, im Mund zergehen lassen.

Weitere Informationen Der Körper braucht Calcium phosphoricum zur Kräftigung des gesamten Organismus und der Nerven. Allergiker haben mit der Einnahme von Calcium phosphoricum D6 oft gute Erfolge.

3. Typ Ferrum phosphoricum

Gesichtsdiagnose Ein bläulicher Schatten (»Ferrum-Schatten«) bildet sich zwischen Nasenwurzel und innerem Augenwinkel. Außerdem zeigen sich oft bläulich-schwärzliche Schatten unter den Augen, hochrote Ohren, hektische Flecken im Gesicht oder am Hals.

Körperliche Merkmale Menschen dieses Konstitutionstyps leiden häufiger unter chronischen Erkrankungen, die zum Beispiel den Verdauungstrakt und die Blutgefäße betreffen. Oft wird eine Abneigung gegen Milch und Fleisch beobachtet. Das Immunsystem des Typs Ferrum phosphoricum ist nicht selten überfordert und reagiert zu träge. Die Atmung des Typs Ferrum phosphoricum ist häufig flach, wodurch der Körper nur mangelhaft mit Sauerstoff versorgt wird.

Persönlichkeitsbild Menschen vom Typ Ferrum phosphoricum sind rasch erschöpft – das gilt auch für den geistigen Bereich. Die Widerstandskraft gegen den »inneren Schweinehund« ist nur schwach entwickelt. Auch der Versuchung, mehr zu essen als nötig und verträglich, unterliegt er häufig.

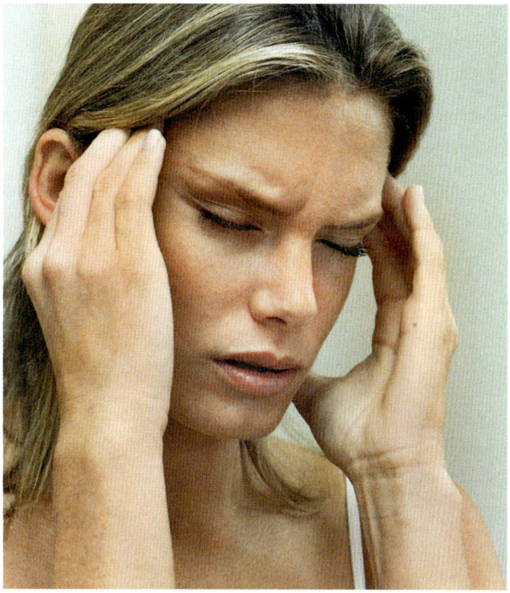

Auch bei Wetterfühligkeit kann Ferrum phosphoricum helfen – alle zehn Minuten eine Tablette im Mund zergehen lassen.

Salze zur Gewichtsreduktion Das Salz Ferrum phosphoricum D12 ist bei allen Kuren und Diäten zur Gewichtsreduktion ein sehr wichtiges Mittel. Es macht beispielsweise gelassen und unterstützt dadurch auch das Durchhaltevermögen beim Abspecken. Ergänzt wird die Kur mit Salz Nr. 4, Kalium chloratum D6 und Salz Nr. 8, Natrium chloratum D6.

Dosierung Über den Zeitraum von drei Monaten morgens auf nüchternen Magen und abends vor der letzten Mahlzeit je 4 Tabletten Ferrum phosphoricum D12 langsam im Mund zergehen lassen. Im gleichen Zeitraum von Salz Nr. 4, Kalium chloratum D6, und von Salz Nr. 8, Natrium chloratum D6, vor dem Mittagessen je 3 Tabletten, in einem Glas mit heißem Wasser gelöst, schluckweise trinken.

Weitere Informationen Wer häufig erkältet ist, hat einen erhöhten Bedarf an Ferrum phosphoricum. Bei diesem Konstitutionstyp heilen Wunden nur schlecht, Sehnen und Bänder sind öfter von Entzündungen betroffen.

Der Typ Ferrum phosphoricum entspricht dem TCM-Ernährungstyp Metall. Passende Lebensmittel und Rezeptideen für diesen Ernährungstyp finden Sie ab **Seite 78.**

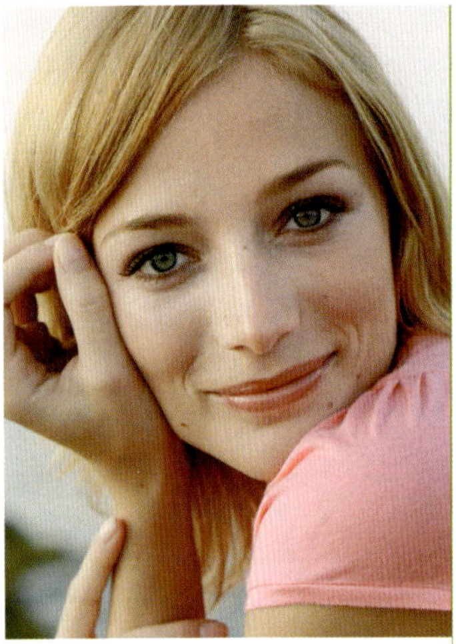

Kalium chloratum sorgt für die richtige Säure-Basen-Balance.

4. Typ Kalium chloratum

Gesichtsdiagnose Menschen dieses Typs haben häufig kleine Grießkörnchen unter den Augen. Dazu sind die Oberlider milchigweiß. Sie werden beschrieben wie mit Deckweiß gemischtes Rot. Unter den Augen und an den Oberlippen zeigen sich oft hellblaue Schattierungen.

Körperliche Merkmale Die Zunge ist oft weißgrau belegt, auch die Mandeln können betroffen sein. Bei Erkältungskrankheiten treten zudem weißgraue Auswürfe auf. Diese Konstitution ist gekennzeichnet durch auffallend empfindliche Schleimhäute. Heiserkeit, Bronchitis und Schnupfen verlaufen bei einem Mangel an Kalium chloratum wesentlich heftiger. Es tritt oft übermäßig viel Schleim aus, und in den Gelenken verdickt sich die Schmiere. Mit einem Wort: der Flüssigkeitshaushalt des Körpers gerät beim Typ Kalium chloratum leicht durcheinander.

Persönlichkeitsbild Der Konstitutionstyp Kalium chloratum kann sich gut in andere Menschen hineinfühlen. Er übt oft beratende Funktionen aus. Andererseits fühlt er sich als Opfer – beispielsweise von Eltern, die ihn nie verstanden hätten, des Chefs, der ihn benachteilige oder auch des Wetters im Urlaub, das ihn krank mache. Er neigt zu schwerem Essen, Alkohol und entsprechenden Gewichtsproblemen.

Der Typ Kalium chloratum entspricht dem TCM-Ernährungstyp Feuer. Passende Lebensmittel und Rezeptideen für diesen Ernährungstyp finden Sie ab Seite 62.

Salze zur Gewichtsreduktion Das Mineralsalz Kalium chloratum D6 ist bei Menschen dieses Typs das wichtigste. Es ist unerlässlich für den Eiweißstoffwechsel und die Kohlenhydratverwertung und sorgt für die Ausleitung von Stoffwechselgiften. Zur Unterstützung beim Abnehmen empfehlen sich außerdem die Salze Nr. 9, Natrium phosphoricum D6, und Nr. 10, Natrium sulfuricum D6.

Dosierung Von Kalium chloratum D6 sollten zur Ausleitung von Stoffwechselabbauprodukten mindestens vier Monate vor jeder Mahlzeit 4 Tabletten, in einem Glas heißem Wasser aufgelöst, langsam schluckweise getrunken werden. Zusätzlich vor dem Frühstück

5 Tabletten von Salz Nr. 10, Natrium sulfuricum D6, und vor dem Mittagessen 5 Tabletten von Salz Nr. 9, Natrium phosphoricum D6, einnehmen.

Weitere Informationen Milchprodukte und Alkoholgenuss verstärken den Mangel an Kalium chloratum D6.

5. Typ Kalium phosphoricum

Gesichtsdiagnose Im Gesicht überwiegt bei sehr starkem Mangel die Farbe grau, fast schmutzig. Eingefallene Schläfen sind ebenfalls charakteristisch für einen ausgeprägten Mangel an Kalium phosphoricum. Zudem äußert er sich in einem Grauton um den Mund und einem senffarbenen Zungenbelag.

Körperliche Merkmale Bei diesem Typ besteht eine Neigung zu Haarausfall, Hautjucken und diversen Allergien. Kreuzschmerzen, Muskelprobleme und Gedächtnisschwäche sind nicht selten. Ebenso treten öfter Parodontose und Mundgeruch auf. Wirkt sich der Mangel an Kalium phosphoricum D6 auf die Herzmuskulatur aus, so werden durch die beeinträchtigte Herzleistung alle Organe schlecht mit Blut versorgt.

Menschen des Typs Kalium phosphoricum neigen zu Stimmungsschwankungen.

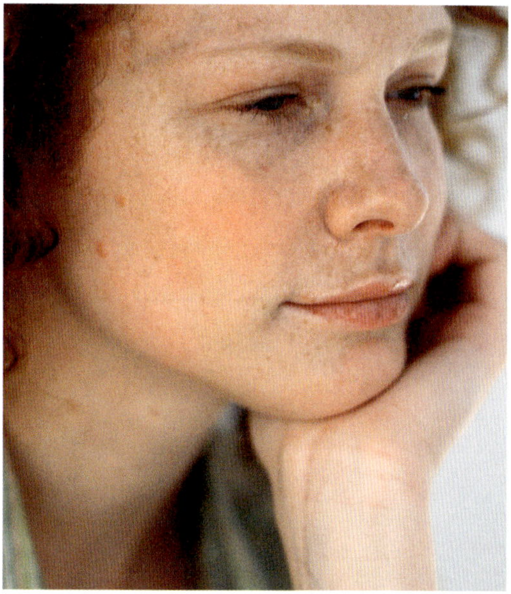

Persönlichkeitsbild Ständiges Grübeln kennzeichnet den Typ Kalium phosphoricum, auch depressive Verstimmungen sind nicht selten. Platzangst und Stimmungsschwankungen kommen ebenfalls verhältnismäßig oft vor. Menschen mit dieser Konstitution sehnen sich nach Zuwendung und Trost.

Salze zur Gewichtsreduktion Oft versucht der Körper, die mangelnde Energie durch übermäßiges Essen zurückzugewinnen, was dann leicht zu Übergewicht führt. Menschen vom Typ Kalium phosphoricum verspüren oft sogar nach einem Essen keinerlei Sättigungsgefühl. Erst wenn der Mangel

Der Typ Kalium phosphoricum entspricht den TCM-Ernährungstypen Feuer und Erde. Passende Lebensmittel und Rezeptideen für diese Ernährungstypen finden Sie ab Seite 62 bzw. 70.

an dem Mineral ausgeglichen wird, kann sich auch das Essverhalten normalisieren. Hierfür muss das Salz Nr. 5, Kalium phosphoricum, mindestens sechs Wochen lang eingenommen werden. Dazu passen die Salze Nr. 4, Kalium chloratum D6, und Nr. 6, Kalium sulfuricum D6.

Dosierung Sechs Wochen lang morgens vor dem Frühstück 10 Tabletten Kalium phosphoricum D6 in heißem Wasser auflösen und schluckweise trinken. Bei Bedarf kann der Anwendungszeitraum auch verdoppelt werden. Die Salze Nr. 4, Kalium chloratum D6, und Nr. 6, Kalium sulfuricum D6, nimmt man am Abend ein. Als Dosis sind je 4 Tabletten empfohlen, die, ebenfalls in heißem Wasser gelöst, langsam, schluckweise getrunken werden.

Weitere Informationen Salz Nr. 6, Kalium sulfuricum, fördert die Ausscheidungsvorgänge im Körper und trägt damit zur Gewichtsabnahme bei.

6. Typ Kalium sulfuricum

Gesichtsdiagnose Charakteristisch sind Pigmentflecken, bräunlich-gelbe Hautverfärbungen wie ein etwas schmutziges Make-up. Sie verlaufen A-förmig von der Nasenwurzel zum unteren Kinnrand hin. Oft zeigt sich ein bräunlich-gelblicher (ockerfarbener) Schatten um die Augen. Es treten vermehrt Altersflecken auf.

Körperliche Merkmale Wer dem Typ Kalium sulfuricum zuzurechnen ist, wird öfter von einem Reizdarm geplagt, auch von Pilzbefall des Darms oder von Fuß- und Nagelpilz. Es kommt auch oft zu einem unangenehmen Völlegefühl im Oberbauch. Dieser Typ ist auch häufig müde am Morgen.

Persönlichkeitsbild Der Kalium-sulfuricum-Typ hat depressive Phasen. Er fürchtet, nicht geliebt zu werden. In diesen Momenten isst er viel zu viel, frisst seinen Unmut und seine Ängste in sich hinein. Das bessert sich erst, wenn die Mineralstoffbalance wiederhergestellt ist.

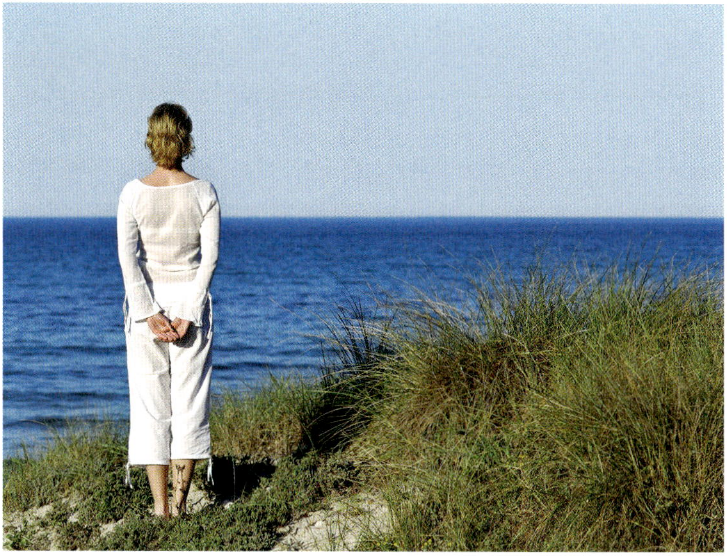

Das Stoffwechselmittel Kalium sulfuricum fördert Entgiftungsvorgänge und hat sich auch bei Hautleiden bewährt.

Salze zur Gewichtsreduktion Stoffwechselprodukte und eingelagerte Säuren fallen oft sprichwörtlich ins Gewicht. Wenn die Speicher für das fehlende Mineralsalz Nr. 6, Kalium sulfuricum D6, aufgefüllt werden, können bei diesem Konstitutionstyp die schädlichen Stoffe abtransportiert werden. Für eine begleitende Therapie beim Abnehmen empfiehlt sich außerdem das Salz Nr. 10, Natrium sulfuricum D6, das die gelösten Schadstoffe aus dem Körper leitet.

Dosierung Um den Stoffwechsel anzukurbeln, nimmt man Kalium sulfuricum D6 über zwei bis drei Monate ein. Am besten lässt man über den Tag verteilt 4-mal täglich 4 Tabletten Kalium sulfuricum D6 im Mund zergehen. Außerdem nimmt man abends, in einem Glas heißem Wasser gelöst, 6 Tabletten Natrium sulfuricum D6 zu sich.

Weitere Informationen Der Konstitutionstyp Kalium sulfuricum braucht viel frische Luft. Er leidet sonst unter Sauerstoffmangel. Das Mineralsalz Nr. 6, Kalium sulfuricum D6, regt außerdem den Milchfluss beim Stillen an.

Der Typ Kalium sulfuricum entspricht den TCM-Ernährungstypen Holz und Erde. Passende Lebensmittel und Rezeptideen für diese Ernährungstypen finden Sie ab Seite 54 bzw. 70.

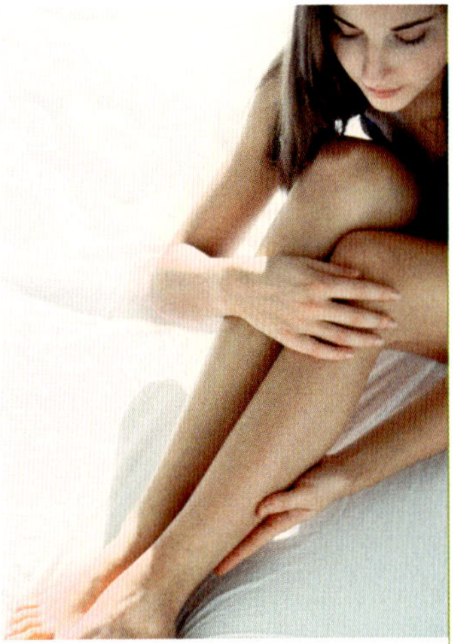

Bei Wadenkrämpfen bringt Magnesium phosphoricum Linderung.

7. Typ Magnesium phosphoricum

Gesichtsdiagnose Nicht selten tritt eine intensive, meist scharf begrenzte Rötung schlagartig irgendwo im Gesicht auf. Am häufigsten links und rechts der Nasenflügel. Auch tiefrote Ohren werden bei diesem Konstitutionstyp als Mangelsymptom hervorgerufen.

Körperliche Merkmale Bei einem Mangel an dem Mineralsalz Magnesium phosphoricum D6 kommt es zu Muskelkrämpfen in der Wade, aber auch im Bereich der Verdauungsorgane. Das kann bis hin zu Herzstolpern gehen. Oft besteht Heißhunger auf Schokolade. Dieses Verlangen normalisiert sich erst, wenn man das fehlende Schüßler-Salz Nr. 7, Magnesium phosphoricum D6, zuführt. Durch diesen Ausgleich gewinnt dieser Konstitutionstyp auch an Gelassenheit.

Persönlichkeitsbild Der Konstitutionstyp Magnesium phosphoricum ist oft verlegen und unsicher. Außerdem ist er äußerst sensibel und auf Trost durch seine Mitmenschen angewiesen.

Salze zur Gewichtsreduktion Wer abnehmen will, kommt ohne das Mineralsalz Nr. 7 kaum aus, vor allem nicht der Konstitutionstyp Magnesium phosphoricum. Es wird sehr wirkungsvoll durch das Salz Nr. 8, Natrium chloratum D6, und das Salz Nr. 11, Silicea D12, ergänzt. Das Salz Nr. 8 ist zur Entschlackung bestens geeignet, Salz Nr. 11 fördert die Lösung von Harnsäure und entsprechenden Ablagerungen im Körper, es stärkt das Bindegewebe, strafft also die Figur.

Dosierung Man sollte das Salz Magnesium phosphoricum D6 etwa sechs Wochen lang zuführen. Bewährt hat sich die Einnahme am Abend. Am besten werden 10 Tabletten auf einmal als »Heiße Sieben« eingenommen: Die 10 Tabletten mit dem Salz Nr. 7, Magnesium phosphoricum, in einem halben Glas heißem Wasser auflösen und langsam, schluckweise trinken. Morgens vor dem Frühstück von den Salzen Nr. 8, Natrium chloratum D6, und Nr. 11, Silicea D12, jeweils 4 Stück im Mund zergehen lassen.

Info

Mehr zur Bedeutung von Magnesium für die Gesundheit können Sie in dem Artikel »Magnesium – Mineral fürs Leben« unter www.medizin-welt.info nachlesen.

Weitere Informationen Das Fehlen von Magnesium phosphoricum hat Krämpfe aller Art zur Folge wie Herzkrampf, Magenkrampf, Blasenkrampf, Wadenkrampf und zieht blitzartig einschießende, wechselnde und wandernde Schmerzen nach sich.

Der Typ Magnesium phosphoricum entspricht dem TCM-Ernährungstyp Erde. Passende Lebensmittel und Rezeptideen für diesen Ernährungstyp finden Sie ab Seite 70.

8. Typ Natrium chloratum

Gesichtsdiagnose Ein Mangel an Natrium chloratum zeigt sich in einer grobporigen, etwas schwammig wirkenden Haut, einem fettigen Glanz, vor allem auf Lidern und Nase, und einem häufig rötlich entzündeten Lidrand. Dieser Typ hat häufig ein aufgedunsenes Gesicht.

Körperliche Merkmale Da Natrium chloratum in allen Körperflüssigkeiten und Geweben vorkommt, sind Störungen des Wasserhaushalts typisch für den Typ Natrium chloratum. Es kommt beispielsweise leicht zu trockenen Augen. Störungen zeigen sich manchmal auch in einem übergroßen Verlangen nach salzigen und stark gewürzten Speisen. Der Säure-Basen-Haushalt ist vielfach durcheinander und der Organismus übersäuert.

Persönlichkeitsbild Der Typ Natrium chloratum ist oft verletzt und im Stimmungstief. Antriebsschwäche und Verzagtheit sind nicht selten. Nach dem Essen wird er leicht träge.

Salze zur Gewichtsreduktion Wegen seiner starken Vorliebe für süße und saure Nahrungsmittel – auch für Fastfood – sollte dieser Typ bei solchen Gelüsten unbedingt das Salz Nr. 8, Natrium chloratum D6, einnehmen. Dadurch kann der Heißhunger auf ungesundes Essen verhindert werden. Für eine erfolgreiche Abnehmkur sollte das Salz über einen längeren Zeitraum eingenommen werden: bis zu 12 Tabletten pro Tag über mehrere Monate. Ergänzt werden sollte Natrium chloratum durch das stimmungsaufhellende Salz Nr. 6, Kalium sulfuricum D6.

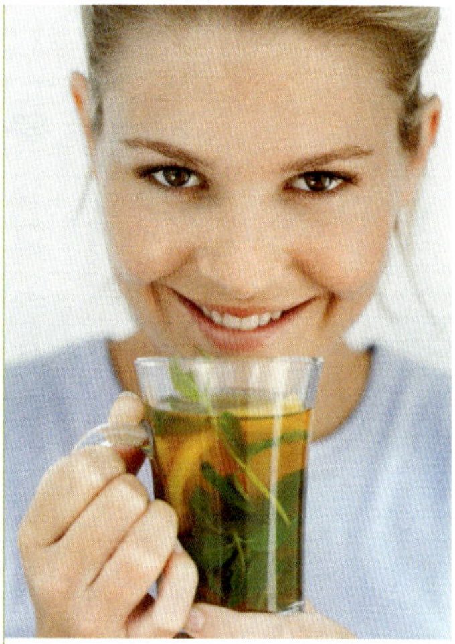

Um den Wasserhaushalt zu unterstützen, sollte man viel trinken.

Dosierung Man sollte über mindestens sechs Wochen Natrium chloratum D6 zu sich nehmen, am besten 3-mal täglich zu den

Der Typ Natrium chloratum entspricht dem TCM-Ernährungstyp Wasser. Passende Lebensmittel und Rezeptideen für diesen Ernährungstyp finden Sie ab **Seite 86.**

Hauptmahlzeiten je 4 Tabletten, in einem halben Glas heißem Wasser aufgelöst, langsam trinken. Ergänzend werden morgens 4 Tabletten Kalium sulfuricum D6 eingenommen, die man langsam im Mund zergehen lässt.

Weitere Informationen Mit Natrium chloratum D6 lassen sich Katarrhe wie Heu- und Fließschnupfen mildern. Das Salz hilft gegen nervöse Kopfschmerzen mit schlechtem Schlaf und Reizbarkeit sowie bei Sodbrennen und Lippenherpes.

9. Typ Natrium phosphoricum

Gesichtsdiagnose Die Gesichtsfarbe dieses Typs ist oft ungesund, fahl, gelblich, und die Haut glänzt fettig. Er hat mit Mitessern und Pickeln zu kämpfen, aber auch mit chronischen Entzündungen der Haut wie Akne und Ekzeme. Außerdem verlaufen so genannte Säurefalten im Gesicht, das sind senkrecht auf die Oberlippe zulaufende Linien.

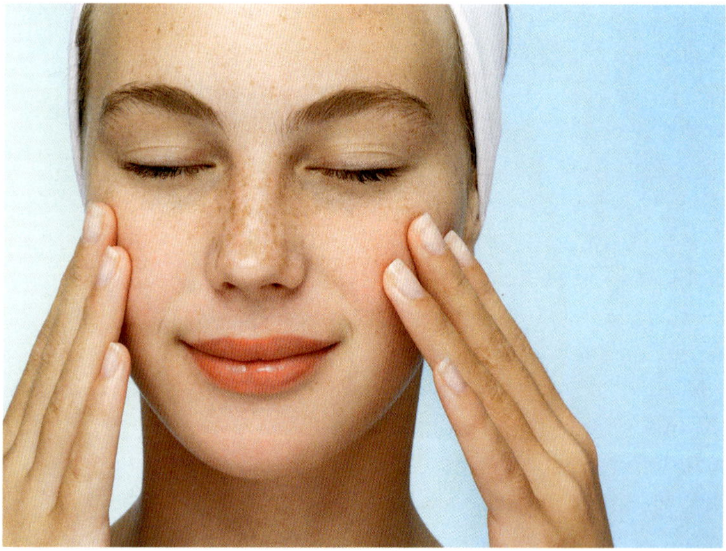

Für eine gesunde, reine Haut und zur Bekämpfung von Akne und Ekzemen empfiehlt sich eine Kur mit dem Schüßler-Salz Natrium phosphoricum.

Körperliche Merkmale Ein großes Problem für den Typ Natrium phosphoricum ist die Übersäuerung des Körpers, die durch das Fehlen des Salzes Natrium phosphoricum verursacht wird. Menschen, die übersäuert sind und einen Mangel an Natrium phosphoricum haben, sind oft chronisch krank, klagen häufig über saures Aufstoßen (Sodbrennen), wirken missmutig, sind also im wahrsten Sinne des Wortes »sauer«, und sogar ihr Schweiß riecht unangenehm säuerlich.

Persönlichkeitsbild Die Übersäuerung des Organismus hat auch auf das seelische Befinden Auswirkungen. Menschen vom Typ Natrium phosphoricum sind häufig Choleriker und reagieren sehr schnell gereizt. Ihre Vorliebe für Süßigkeiten und Fastfood verstärkt die Probleme zusätzlich.

Salze zur Gewichtsreduktion Das Salz Natrium phosphoricum D6 wirkt ausgleichend auf den Säure-Basen-Haushalt und hilft beim Auflösen von Stoffwechselprodukten, die sich im Körper abgelagert haben. Es unterstützt die Funktion von Leber und Galle und hilft damit, Schadstoffe auszuleiten. Zur Unterstützung beim Abnehmen gibt man außerdem die Salze Nr. 6, Kalium sulfuricum D6, Nr. 10, Natrium sulfuricum D6, und Nr. 11, Silicea D12.

Dosierung Die Behandlung sollte mindestens drei Monaten dauern. Dabei wird Natrium phosphoricum D6 über den ganzen Tag verteilt eingenommen, insgesamt 6 bis 9 Tabletten. Von den Salzen Kalium sulfuricum D6, Natrium sulfuricum D6 und Silicea D12 löst man abends je 3 Stück in einem halben Glas heißem Wasser auf und trinkt sie langsam, schluckweise.

Weitere Informationen Bei ständiger Übersäuerung versucht der Organismus, durch basische Reserven die Säurebelastung auszugleichen. Er greift dazu auf seine Vorräte an Magnesium, Calcium, Kalium, Eisen und Natrium zurück, die in den Knochen und der Muskulatur gespeichert sind. Langfristig kann dies zu Osteoporose führen. Die Übersäuerung kann zudem Gicht und rheumatische Erkrankungen zur Folge haben.

Der Typ Natrium phosphoricum entspricht dem TCM-Ernährungstyp Erde. Passende Lebensmittel und Rezeptideen für diesen Ernährungstyp finden Sie ab Seite 70.

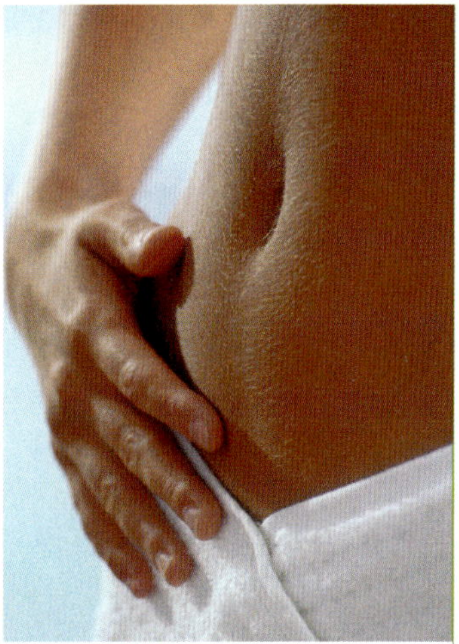

Verdauungsprobleme sind typisch für den Typ Natrium sulfuricum.

10. Typ Natrium sulfuricum

Gesichtsdiagnose Im Gesicht tritt öfter eine auffallend violettrote Verfärbung auf. Auch die Ohren können diese Farbe aufweisen. Der Typ Natrium sulfuricum wird deshalb nicht selten des Alkoholmissbrauchs verdächtigt. Tatsächlich ist bei ihm die Leber meist überfordert, ohne dass Alkohol im Spiel ist. Angeschwollene Augen und schwere Tränensäcke sind wegen der mangelnden Ausscheidungsfähigkeit ebenfalls typisch für diese Konstitution.

Körperliche Merkmale Ein Mangel an dem Mineralsalz Nr. 10, Natrium sulfuricum D6, zieht für diesen Konstitutionstyp unangenehme Wasseransammlungen (Ödeme) nach sich. Es kann auch zu Inkontinenz und Bettnässen kommen. Dieser Typ fühlt sich häufig abgeschlagen, obwohl er kein Fieber hat – ein grippaler Infekt ist aber oft die Folge. Zudem leidet er öfter an Magenverstimmungen als andere.

Persönlichkeitsbild Menschen dieses Typs zeigen wenig Bereitschaft zu Veränderungen und zur Erneuerung. Sie sind oft reizbar, aber auch gleichgültig und niedergeschlagen.

Salze zur Gewichtsreduktion Schon Schüßler ist bei diesem Konstitutionstyp eine Anlage zur Fettleibigkeit aufgefallen. Erst wenn die Ausscheidung durch entsprechende Gaben des fehlenden Mineralsalzes Nr. 10, Natrium sulfuricum D6, wieder optimal funktioniert, kann Übergewicht abgebaut werden. Zur Gewichtsreduktion bei diesem Typ ebenfalls geeignet sind das Salz Nr. 6, Kalium sulfuricum D6, und das ausleitende, basische Salz Nr. 9, Natrium phosphoricum D6.

Dosierung Eine Kur sollte mindestens vier, besser acht Wochen andauern. Dabei nimmt man vor den drei Hauptmahlzeiten jeweils 4 Tabletten von Salz Nr. 10, Natrium sulfuricum D6, ein, außerdem je 2 Tabletten Kalium sulfuricum D6 und Natrium phosphoricum D6. Die Salze Nr. 6 und Nr. 9 lässt man morgens vor dem Frühstück langsam im Mund zergehen.

Der Typ Natrium sulfuricum entspricht dem TCM-Ernährungstyp Holz. Passende Lebensmittel und Rezeptideen für diesen Ernährungstyp finden Sie ab Seite 54.

Weitere Informationen Wenn es zu Hungerattacken kommt, denen eine Schwächephase folgt, ist dies ein deutlicher Hinweis auf eine Unterversorgung mit Natrium sulfuricum D6. Rohkost wird von Menschen dieses Typs abends nicht mehr gut vertragen.

11. Typ Silicea

Gesichtsdiagnose Das Bindegewebe erschlafft beim Typ Silicea frühzeitig. Die Folge ist eine blasse, faltige Haut, die zudem dünn, rissig und spröde wird. Außerdem wird das Haar stumpf, die Haare fallen aus, und die Nägel werden brüchig.

Körperliche Merkmale Bei einem Mangel an Silicea verschlechtert sich die körperliche Verfassung dieses Konstitutionstyps spürbar. Es kommt zu Erschöpfung, Unterernährung und frühzeitigen Alterserscheinungen. Dieser Typ leidet auch häufig unter Gelenkbeschwerden und Arthrose. Die Bildung von Nierengrieß und blauen Flecken am Körper ist ebenfalls typisch.

Der Typ Silicea entspricht dem TCM-Ernährungstyp Metall. Passende Lebensmittel und Rezeptideen für diesen Ernährungstyp finden Sie ab Seite 78.

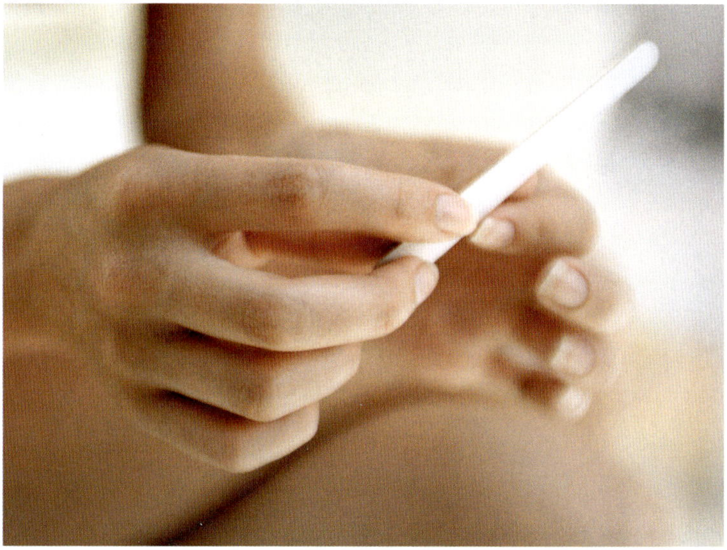

Das unter dem Namen Kieselsäure bekannte Silicea sorgt für feste Nägel und straffe Haut.

Persönlichkeitsbild Menschen dieses Typs sind von Haus aus liebenswürdig, sanft und harmoniebedürftig. Ein Mangel an dem Mineralsalz Silicea D12 äußert sich hingegen in einer Zaghaftigkeit. Konstitutionen vom Typ Silicea können überempfindlich reagieren, schreckhaft und zerstreut sein. Sie sind oft nachgiebig und niedergeschlagen.

Salze zur Gewichtsreduktion Das Salz Nr. 11, Silicea D12 (Kieselsäure), strafft das Bindegewebe und hält die Haut straff. Zum Abnehmen werden zudem die Salze Nr. 5, Kalium phosphoricum D6, Nr. 9, Natrium phosphoricum D6, und Nr. 10, Natrium sulfuricum D6, eingesetzt.

Dosierung Wer abnehmen will, braucht Geduld. Wenn eine Ernährungsumstellung durch Schüßler-Salze unterstützt wird, muss mindestens ein Vierteljahr einkalkuliert werden. Dabei empfiehlt es sich, täglich 3-mal je 2 Tabletten von Salz Nr. 11, Silicea D12, zu den Mahlzeiten einzunehmen. Ergänzend werden vor dem Frühstück 4 Tabletten von Salz Nr. 5, Kalium phosphoricum D6, eingenommen, vor dem Mittagessen 6 Tabletten von Salz Nr. 9, Natrium phosphoricum D6, und vor dem Abendessen 4 Tabletten von Salz Nr. 10, Natrium sulfuricum D6.

Weitere Informationen In der Ernährung zeigt sich bei diesem Ernährungstyp oft eine Abneigung gegen Milch, eine starke Lust auf Süßigkeiten und eine Unverträglichkeit für Alkohol.

12. Typ Calcium sulfuricum

Der Typ Calcium sulfuricum entspricht dem TCM-Ernährungstyp Wasser. Passende Lebensmittel und Rezeptideen für diesen Ernährungstyp finden Sie ab Seite 86.

Gesichtsdiagnose Die Haut erscheint beim Typ Calcium sulfuricum oft auffallend weiß. Man spricht von »alabasterweiß« oder »gipsweiß«. Der weiße Ton ist vor allem um die Augen herum verbreitet und scheint von innen herauszukommen, nicht als Schicht auf der Haut zu liegen. Eiterungen wie Abszesse und Akne treten vermehrt auf. Mit zunehmendem Alter zeigen sich Pigment- und Leberflecken.

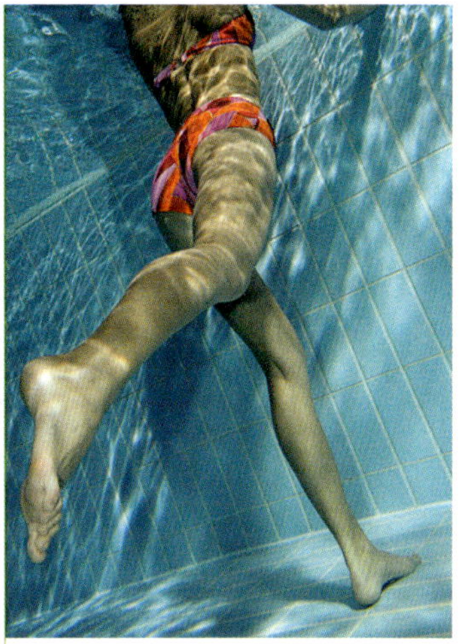

Mit Bewegung wird die Gewichtsreduktion sinnvoll unterstützt.

Körperliche Merkmale Der Typ Calcium sulfuricum leidet bei einem Mangel an diesem Mineral vermehrt an Eiterungen und Abszessen, Rachitis, Blasen- und Nierenentzündungen. Dieser Mangel kann oft auch durch andere Mineralien ausgeglichen werden, beispielsweise durch Natrium phosphoricum oder Silicea.

Persönlichkeitsbild Menschen dieses Typs erscheinen oft oberflächlich und wenig konzentriert. Selbst Änderungen, die sie für notwendig erachten, zögern sie immer wieder hinaus. Das gilt auch für die Nahrungsaufnahme: Die ohne besonderes Augenmaß aufgetischten Portionen werden beibehalten, auch wenn man längst erkannt hat, wie ungesund die Lebensweise geworden ist.

Salze zur Gewichtsreduktion Das Salz Nr. 12, Calcium sulfuricum D6, wurde von Dr. Schüßler in seinen letzten Lebensjahren nicht mehr eingesetzt. Inzwischen hat es jedoch eine Renaissance erfahren und wird wieder verstärkt angewandt. Auch beim Abnehmen hat es für den Typ Calcium sulfuricum Bedeutung, da das Salz in Leber und Darm vorkommt. Die Schüßler-Salze Nr. 4, Kalium chloratum D6, Nr. 6, Kalium sulfuricum D6, Nr. 10, Natrium sulfuricum D6, und das Zusatzsalz Nr. 23, Natrium bicarbonicum D6, werden zur Gewichtsreduktion bei diesem Typ eingesetzt.

Dosierung Bewährt hat sich die Einnahme von 3-mal 2 Tabletten von Salz Nr. 12, Calcium sulfuricum, jeweils vor den Hauptmahlzeiten. Die Salze Nr. 4, Kalium chloratum D6, Nr. 6, Kalium sulfuricum D6, Nr. 10, Natrium sulfuricum D6, und das Zusatzsalz Nr. 23, Natrium bicarbonicum D6, werden morgens und abends eingenommen. Dabei von jedem Salz je 1 Tablette in ein halbes Glas heißes Wasser einrühren und langsam, schluckweise trinken.

Weitere Informationen Calcium sulfuricum ist in den Schleimhäuten des Körpers enthalten, also im Mund, in der Speiseröhre, im Magen und in der Blase. Es löst Verkrustungen im Körper auf und reinigt die Lymphe. Das Schüßler-Salz wird gegen Gicht, Arthritis und chronisch eitrige Entzündungen eingesetzt. Im Hormonhaushalt des Organismus spielt es eine wichtige Rolle.

Symbiose von Biochemie und TCM

Damit sich Menschen entsprechend ihres Konstitutionstyps nach dem biochemischen Schüßler-System auch typgerecht ernähren können, haben wir es mit der Ernährungslehre der Traditionellen Chinesischen Medizin kombiniert. Bei den einzelnen Schüßler-Typen finden Sie den passenden Ernährungstyp. Durch die Kombination aus Schüßler-Salzen und typgerechter Ernährung nach TCM kann jeder sein individuelles Abnehmprogramm erfolgreich umsetzen.

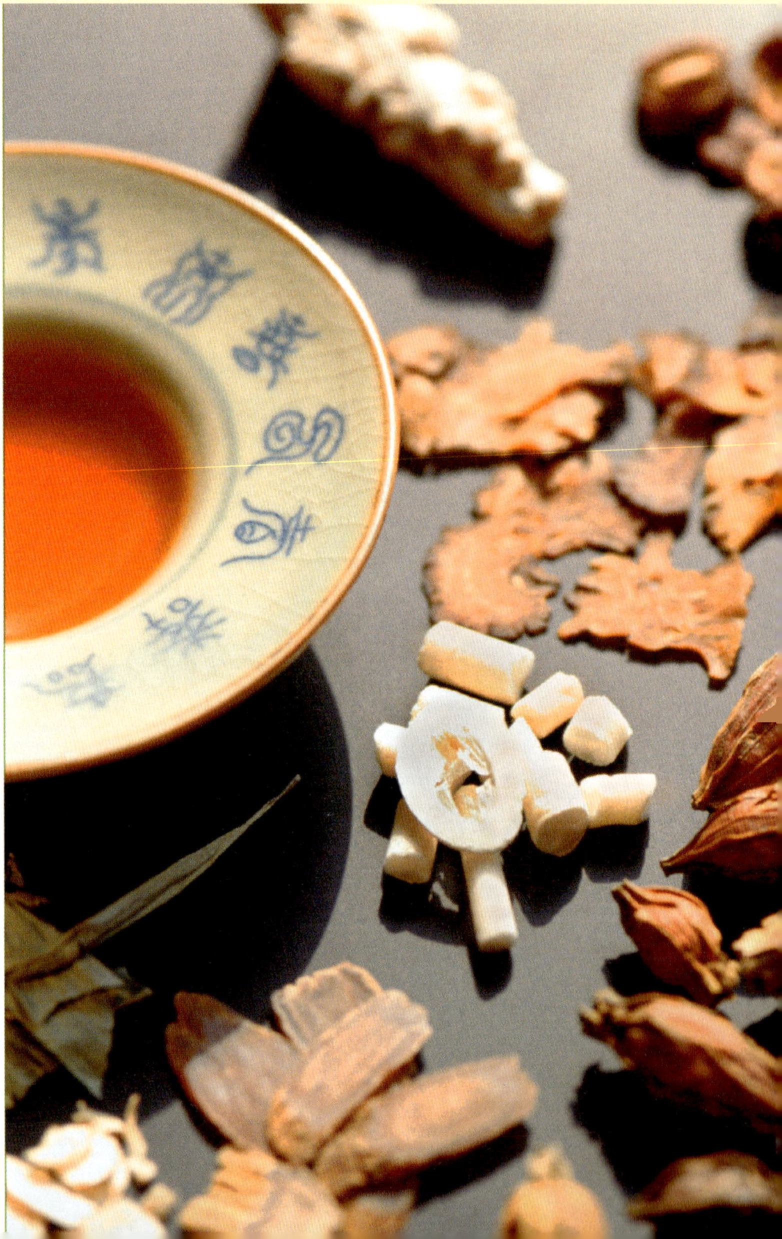

Gesund essen plus Schüßler-Salze

Die Biochemie nach Wilhelm Heinrich Schüßler ergänzt sich ideal mit der chinesischen Ernährungslehre. Bei der TCM werden Ernährungstypen entsprechend der fünf Elemente Holz, Feuer, Erde, Metall und Wasser eingeteilt. Durch die Berücksichtigung des eigenen Typs wird bei der gezielten Abnehmdiät das Körpergewicht auf natürliche Weise normalisiert. Zusammen mit der typgerechten Einnahme der Schüßler-Salze wird hier erstmals eine optimale Kur zum Abnehmen vorgestellt.

Vor dem Start des Abnehmprogramms steht die Beschäftigung mit dem eigenen Körper, um zu entdecken, welcher Ernährungstyp man ist. Nur so kann die Diät den gewünschten Erfolg bringen.

Die fünf Ernährungstypen

Die TCM hat für nahezu jede Erkrankung eine spezielle Ernährung vorgesehen, die zur Gesundung führen soll. Auch zum Abnehmen gibt es in der TCM ein Konzept. Nach dem Prinzip der Fünf-Elemente-Küche sind bestimmte Lebensmittel für einen Teil der Menschen besser geeignet als für andere. Und umgekehrt sind bestimmte Lebensmittel für manche Menschen nicht geeignet, können sie krank machen und zu Übergewicht führen – je nach persönlichem Ernährungstyp.

Wichtig ist eine ausgewogene Zusammensetzung

Die fünf Elemente Holz, Feuer, Erde, Metall und Wasser entsprechen in der TCM fünf Ernährungstypen. Es kommt beim täglichen Essen immer neben der Menge auch auf die typgerechte und ausgewogene Zusammensetzung an. Nach diesem Ernährungskonzept ist die richtige Auswahl der Lebensmittel Voraussetzung für einen Erfolg beim Abnehmen. Es kann niemals eine bestimmte Diät für alle Menschen gleichermaßen gut sein.

Grundlagen der Elementeküche

Grundlagen der chinesischen Fünf-Elemente-Küche sind die bekannten philosophisch-biologischen Größen des Yin, des Yang und des Qi (sprich Tschi). Yin und Yang stellen die polare Welt dar, mit ihren ewigen Gegensätzen von hell und dunkel, männlich und weiblich, gesund und krank.

Wer mehr über die Wirkungsweise und den Hintergrund der Fünf-Elemente-Küche erfahren möchte, dem empfehlen wir spezielle Ratgeber und Kochbücher. In diesem Buch haben wir das Thema soweit ausgeführt, wie es für die Diät mit Schüßler-Salzen und TCM in Kombination erforderlich ist.

Yin, Yang und Qi

Die Zelle Yin, ihre Kraft Yang

Auf den menschlichen Organismus angewandt, ist die einzelne Zelle das Yin. Ihre Funktion, die Aktivität ist das Yang. Das eine ist ohne das andere nicht denkbar. Das Wunderwerk der Milliarden menschlichen Yin-Zellen würde ohne die aktive Kraft des Yang niemals funktionieren.

Die Lebensenergie Qi

Die dritte Kraft in dieser vereinfacht dargestellten Biophilosophie ist das Qi. Es verkörpert die durch alles hindurchströmende Lebensenergie, ohne die sich kein gesunder Organismus entfalten könnte. Jede Störung im Körper führt zu einer Beeinträchtigung dieser Lebensenergie, die Energie kann etwa nicht mehr ungehindert fließen. Jede Beeinträchtigung der Lebensenergie wiederum führt zu einer Störung im Körper, die wir als Krankheit wahrnehmen.

Das angeborene Qi

Es gibt nach der TCM ein angeborenes Qi, das unsere Konstitution bestimmt. Dieser Zusammenhang ist einer der auffallenden Berührungspunkte der chinesischen Biophilosophie mit der Biochemie des Wilhelm Heinrich Schüßler. Außerdem erzeugt unser Lebens- und Ernährungsstil ebenfalls Qi – wenn wir ungesund leben, wird die Lebensenergie gestört.

Das Qi aus der Nahrung

Das Qi, das aus der Nahrung kommt, d. h. die Energie, die wir dadurch aufnehmen, hat ganz verschiedene Wirkungen auf Kraft und Leistungsfähigkeit, auf Verdauung und Wärmehaushalt. Diese Zusammenhänge haben in der Fünf-Elemente-Ernährung einen hohen Stellenwert.

Eine Schüßler-Kur, die Yin, Yang und Qi stärkt

Wer seinen Konstitutionstyp nach Schüßler kennt, kann im vorderen Teil des Buches nachlesen, welchem Ernährungstyp dies in der Regel entspricht. Wer sich selbst gut kennt, stellt leicht fest, ob dies für ihn zutrifft.

Beim Abnehmen nach den Schüßlerschen Konstitutionstypen und den Ernährungstypen der Fünf-Elemente-Küche werden Yin, Yang und Qi gestärkt. Der Körper ist aktiver, weil sein Stoffwechsel in idealer Ergänzung typgerecht angekurbelt wird. Unter anderem werden dadurch Fettzellen in Energie umgewandelt – in der Folge wird auf natürliche Weise Übergewicht abgebaut.

Die fünf Elemente stecken in jedem

Jeder Mensch besitzt eine individuelle Konstellation dieser fünf Elemente. Sie beeinflussen die Persönlichkeit, das Essverhalten und den Geschmack. Aber obwohl alle Elemente immer vorhanden sind, dominiert bei jedem Einzelnen ein bestimmtes Element. Dieses für sich zu bestimmen, ist für den Erfolg der in diesem Buch beschriebenen Acht-Wochen-Kur genauso wichtig wie die Bestimmung des Schüßlerschen Konstitutionstyps. Nach dem Konstitutionstyp richten sich Auswahl und Dosierung der Salze, nach dem Ernährungstyp erfolgt die Auswahl der passenden Lebensmittel.

Die fünf Elemente sind in allen Lebensmitteln, Gewürzen und Kräutern enthalten. Die chinesische Ernährungslehre hat entdeckt, welche Lebensmittel für welchen Typ besonders geeignet und wichtig sind. Da die Fünf-Elemente-Küche die energetische Wirkung der Lebensmittel beachtet, ist sie eine sehr wichtige Grundlage zur erfolgreichen Gewichtsabnahme.

Rohkost ist nicht die Lösung

Rohkost hat mehr Vitamine, Rohkost hat viele Ballaststoffe, Rohkost ist einfach gesund. Diese Meinung herrscht seit Jahren unter gesundheitsbewussten Menschen vor. Dabei wird oft völlig übersehen, dass Rohkost sehr schwer verdaulich ist. Zum Teil wird sie deshalb auch nur unvollständig verwertet und unverdaut wieder ausgeschieden. Rohkost belastet dabei den Stoffwechsel, indem sie ihn spürbar verlangsamt. Bei langsamem Stoffwechsel – und das ist die Tragik – machen jedoch auch schon kleinere Mengen auf dem Teller dick. Bei Rohkostdiäten oder einer Überbetonung von Rohkost auf dem Speiseplan werden die Verdauungsorgane stark beansprucht. Rohkost beginnt oft im Darm zu gären, bildet Säuren und Gase. Deshalb sind – besonders abends – nach der chinesischen Ernährungslehre nur kleine Mengen Rohkost zu empfehlen. Und schon gar nicht sollte man sie zusammen mit einem Milchprodukt wie Käse oder Quark zu sich nehmen, wenn man Übergewicht abbauen möchte.

Nicht alle Lebensmittel, die als gesund und wertvoll propagiert werden, sind für jeden Menschen empfehlenswert. Am besten probiert jeder selbst aus, welche Lebensmittel er gut und welche er weniger gut verträgt. Alles, was den Körper belastet, sollte man vom Speiseplan streichen.

Problematische Milchprodukte

Milch und Milchprodukte wie Joghurt und Käse gelten in der Fünf-Elemente-Küche der TCM als befeuchtende und kühlende Lebensmittel. Gerade sie sind es, die den Stoffwechsel verlangsamen und die Verdauung behindern, indem sie sowohl die Magensäure als auch die Verdauungsenzyme verdünnen. Kalorien werden deshalb nur unvollständig in Energie umgewandelt und landen in den Fettzellen des Körpers.

Die Energetik der Nahrungsmittel

Lebensmittel, die energetisch kalt sind, verlangsamen den Stoffwechsel. Zu diesen Lebensmitteln zählen Rohkost, Salate wie Chicorée oder Kopfsalat, Milchprodukte wie Joghurt und Kefir sowie Gemüse wie Tomaten und Rhabarber. Diese Wirkung gilt auch für Äpfel, Gurken, Sellerie, Sojabohnensprossen und Zitrusfrüchte. Im Sommer mögen wir diese geringe Energetik, im Winter dagegen ist sie unerwünscht. Dann sehnen wir uns mehr nach Hühnerfleisch und Hühnerbrühe, die zu den warmen Speisen zählen, sowie nach Gans, Hering, Reis, Schweinefleisch und Weißkohl. Ganz besonders willkommen sind dann auch energetisch heiße Lebensmittel wie Fenchel, Chili, Knoblauch, Lammfleisch, Yogitee und Zimt.

Lebensmittel mit neutraler Wirkung

Zu den neutralen Lebensmitteln zählen dicke Bohnen, Butter, Dinkel, Feigen, Hühnereier, Karotten, Linsen, Mais, Sonnenblumenkerne. Solche Lebensmittel sind das ganze Jahr über geeignet. Außerdem bevorzugen die verschiedenen Elemente Lebensmittel, die sauer, bitter, süß, scharf oder salzig sind.

Ausgewogen heißt das Zauberwort

Man wird der Chinesischen Fünf-Elemente-Küche am ehesten gerecht, wenn man bei der Zusammenstellung der Speisen so verfährt, wie es auch in der nachfolgenden Acht-Wochen-Kur angestrebt wird. Das bedeutet, weder Rohkostdiät noch Milchprodukte im Überfluss, weder einseitige heiße Fleischgerichte noch überwiegend kühlende Salate und Sprossen. Die Nahrungsmittel sollten immer so gewählt werden, dass alle Geschmacksrichtungen vertreten sind und dass nicht einseitige energetische Wirkungen erzeugt werden. Wenn süß und sauer, bitter, scharf und salzig angemessen vertreten sind, dann sind die Speisen gut verdaulich und dienen einem optimalen Stoffwechsel.

Dünsten und Kochen helfen beim Abnehmen: Wer an sich kühlende Lebensmittel, zum Beispiel Gurken oder Tomaten, schmort oder dünstet, wandelt sie in energetisch vorteilhaftere Formen um. Heiße Nahrungsmittel wie Zwiebeln oder Pfeffer, Lammfleisch oder Krebse können durch Kochen oder Andünsten etwas von ihrer Hitze verlieren.

Gesund abnehmen mit Schüßler-Salzen

Was die Beurteilung der Gesichtsmerkmale in der biochemischen Diagnostik ist, das ist die Geschmacksbeurteilung in der Fünf-Elemente-Lehre der Traditionellen Chinesischen Medizin. Um den Erfolg der Abnehmkur mit Schüßler-Salzen zu garantieren, sollten die verwendeten Lebensmittel überwiegend Ihrem Ernährungstyp entsprechen.

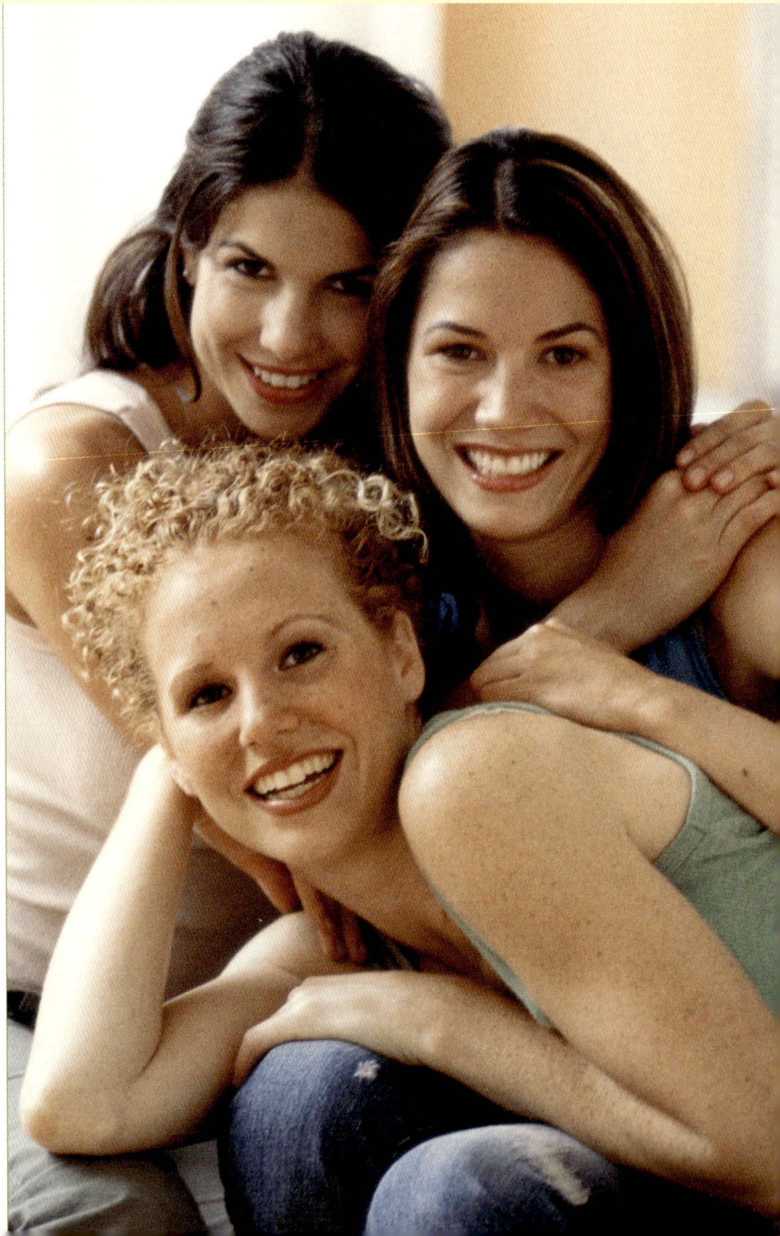

Fünf Ernährungstypen und die Abnehmrezepte

Kein Mensch ist wie der andere – und keiner isst wie der andere. Die Unterschiede in den Temperamenten, im Geschmack und in der Wirkung der Speisen auf die Organe hat niemand so gründlich und treffend beobachtet wie die Asiaten. Über Jahrtausende haben vor allem die Chinesen in ihrer Traditionellen Chinesischen Medizin die gesund- und krankmachenden Einflüsse der Ernährung beobachtet und analysiert. Daraus resultiert die Fünf-Elemente-Küche, die hier in vereinfachter Form vorgestellt und auf ideale Weise mit den Schüßler-Salzen kombiniert wird.

Während der Abnehmkur sollten Sie möglichst auf Zigaretten und alkoholische Getränke verzichten, um die Wirkung der Schüßler-Salze nicht zu beeinträchtigen. Vielleicht ist die Kur damit für Sie der richtige Start für ein paar Veränderungen im Lebensstil.

Die Acht-Wochen-Kur zur schlanken Figur

Bei einem Ungleichgewicht im Organismus des jeweiligen Ernährungstyps der fünf Elemente besteht ein ausgeprägtes Verlangen nach ganz bestimmten Speisen. Wie bei einem Mangel an bestimmten Schüßler-Salzen kann der Organismus dieses Ungleichgewicht jedoch nicht allein durch die verstärkte Aufnahme dieser Nahrungsmittel oder einfach durch größere Portionen ausgleichen, sondern muss an der Ursache ansetzen: und das ist eine ausgewogene und vor allem typgerechte Ernährung.

Schüßler-Kur und typgerechte Nahrungsauswahl

Das Neue an dieser Kur ist die hier erstmals vorgestellte Kombination von Schüßler-Salzen nach Ihrem Konstitutionstyp und einer Lebensmittelauswahl nach Ihrem Ernährungstyp. Damit sich der Körper langsam von Stoffwechselabbauprodukten befreien, Fett abbauen und neue Vitalität entwickeln kann, müssen Sie ihm Zeit lassen. Acht Wochen haben sich als ideale Dauer für eine solche Umstellung erwiesen. Danach haben Sie so viel Neues kennengelernt, was Ihre Ernährung und Ihre Gesundheit betrifft, dass Sie kaum zu den alten Gewohnheiten zurückkehren werden.

Kompensationsmechanismus vermeiden

Warum sollten wir Lebensmittel entsprechend unseres Typs auswählen? Bei Störungen im Mineralhaushalt der Zellen nehmen Menschen trotz ausreichender oder sogar großer Essensportionen nicht genügend lebenswichtige Mineralsalze in den Organismus auf. Ausführlicher können Sie dies im Kapitel »Warum werden wir überhaupt dick?« unter »Kompensationsmechanismus« nachlesen. Und was bei den Konstitutionstypen für die Mineralsalze nach Schüßler gilt, gilt in der Fünf-Elemente-Ernährung gleichermaßen für Lebensmittel, die dem jeweiligen Typ entsprechend ausgewählt werden sollen.

Bei den Konstitutions- und Ernährungstypen gibt es auch Mischkonstitutionen und Untertypen, bei denen aber meist ein Typ dominiert. Beobachten Sie, ob Sie sich mit den Schüßler-Salzen und Lebensmitteln des einen oder des anderen Typs oder Elements besser fühlen.

Speiseplan nach Ihrem Ernährungstyp

So oft wie es im Alltag möglich ist, sollten Sie Gerichte Ihres Typs essen. Dabei müssen für eine erfolgreiche Abnehmkur die verwendeten Lebensmittel auf dem täglichen Speisezettel überwiegend Ihrem ermittelten Ernährungstyp entsprechen. Überwiegend heißt, dass selbstverständlich nicht alle gemeint sind. Gewürze oder Beilagen können Sie auch aus anderen Elementen übernehmen. Und falls Sie ein Lebensmittel in dieser Liste nicht mögen, müssen Sie es selbstverständlich nicht essen.

Auf die Jahreszeiten achten

Nahrungsmittel weisen thermische Unterschiede auf. Daher liegt es nahe, kühlende Speisen wie Tomaten oder Salat eher in den Sommermonaten zu genießen, im Winter dagegen bei hitzigem

Lammfleisch oder Wild zuzugreifen. Viele Menschen tun dies von ihrem Empfinden her ohnehin. Zur Nahrungsauswahl ist zu ergänzen, dass die Fünf-Elemente-Küche nicht vegetarisch ist. In der TCM gilt Fleisch als Energie aufbauend und wird ebenso wie Fisch sehr geschätzt.

Beispielrezepte zum Nachkochen und Variieren

Sie finden auf den folgenden Seiten Ihrem Typ entsprechende Beispielrezepte, die Sie selbstverständlich variieren können. Entsprechend der aufgeführten typgerechten Nahrungsmittel können Sie auch eigene Rezepte entwickeln oder bekannte Rezepte anpassen. Für die Acht-Wochen-Kur aller fünf Elemente könnten wir rein rechnerisch 840 Rezepte anbieten. Aber ein solcher Fahrplan wäre wohl nicht einzuhalten und würde überdies den Rahmen eines Buches sprengen. Daher geben wir Ihnen nur Beispielrezepte und eine Nahrungsmittelübersicht vor. So können Sie Ihrer Kreativität freien Lauf lassen.

Selbstverständlich können Sie die typgerechte Ernährung entsprechend der Rezepte und Lebensmittel in diesem Buch länger als acht Wochen durchführen. Acht Wochen sind nur das Minimum, um einen positiven Effekt auf das Körpergewicht und die Gesundheit zu bewirken.

Die typgerechten Schüßler-Salze nicht vergessen

Wichtig ist als Ergänzung zur typgerechten Ernährung die konsequente Einnahme der für Sie passend zusammengestellten Schüßler-Salze in der angegebenen Dosierung. Nur durch diese Kombination wird die Kur die gewünschte Wirkung zeigen.

Kur und Bewegung im Doppelpack

Bevor Sie Ihre Kur starten, legen Sie sich auch ein Bewegungsprogramm zurecht. Amerikanische Studien, die auch von deutschen Ernährungsfachleuten wie Dr. med. Peter Schleicher und Dr. Volker Pudel empfohlen werden, haben ergeben: 10 000 Schritte am Tag sind ideal für die Gesundheit. Durch diese Art von Bewegung wird Körperfett abgebaut, der Blutdruck gesenkt, die Atmung verbessert und das Herz-Kreislauf-System stabilisiert.

Ernährungstyp des Holzelements

Holz ist das Symbol für aufsteigende Energie, wie in einem Baum im Frühling. Diese Eigenschaften sind nach der chinesischen Ernährungslehre der fünf Elemente im menschlichen Organismus dem Funktionskreis der Leber und der Gallenblase zugeordnet. Der Geschmack des Holzelements ist das Saure. Vor allem, wenn ein Ungleichgewicht im Organismus besteht, zeigt der Holztyp eine besonders große Vorliebe für saure Speisen wie Sauerkonserven.

Das herzhafte Frühstück mit den typgerechten Gemüsesorten lässt Sie schwungvoll in den Tag starten.

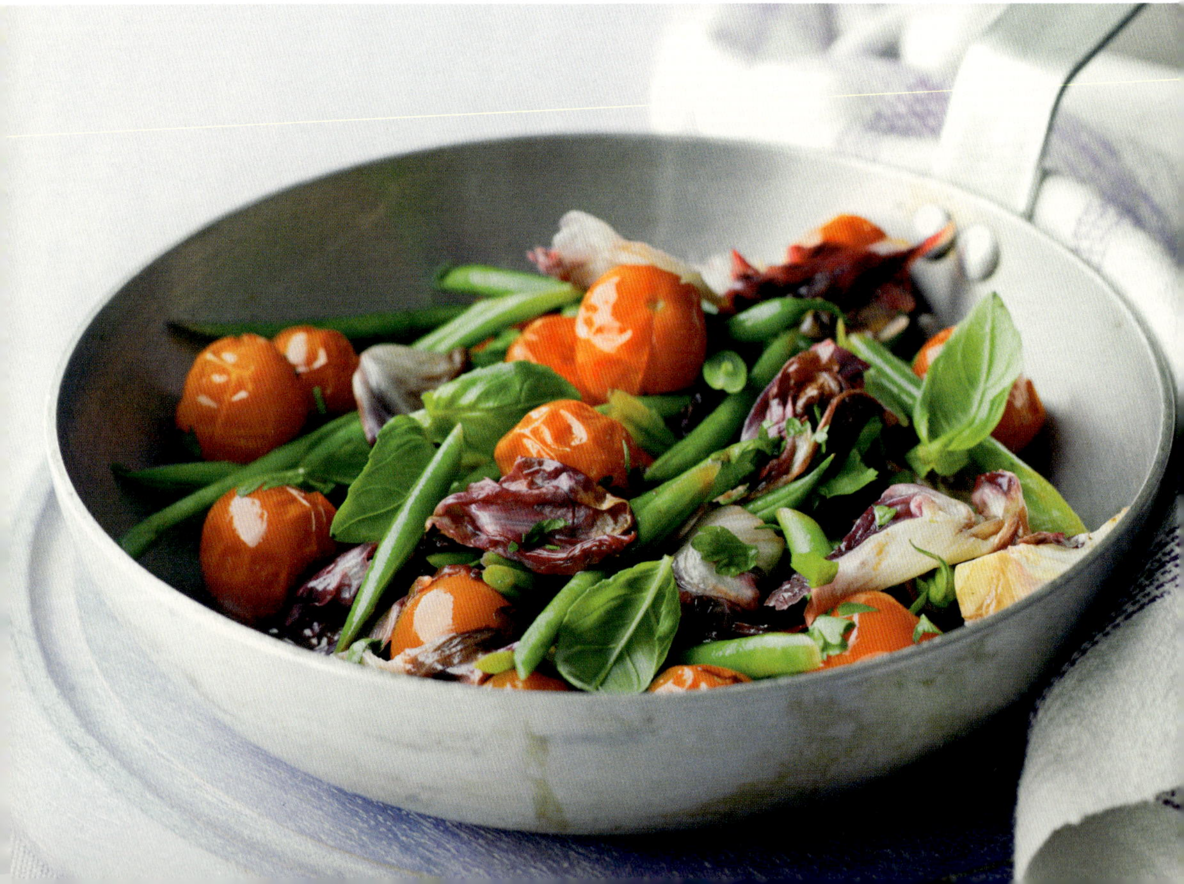

Die Schüßlerschen Konstitutionstypen im Holzelement: 1, 6 und 10

Die Konstitutionstypen Nr. 1, Calcium fluoratum, Nr. 6, Kalium sulfuricum, und Nr. 10, Natrium sulfuricum, kommen dem TCM-Ernährungstyp Holz am nächsten.

Die Schüßler-Kur für Konstitutionstyp 1: Calcium fluoratum

Dosierung der Salze während der Acht-Wochen-Kur: Im Laufe des Vormittags 2- bis 3-mal täglich je 3 Tabletten Calcium fluoratum D12. Dazu vor dem Frühstück 5 Tabletten von Salz Nr. 10, Natrium sulfuricum D6. Vor dem Mittagessen 5 Tabletten von Salz Nr. 5, Kalium phosphoricum D6. Vor dem Abendessen 5 Tabletten von Salz Nr. 9, Natrium phosphoricum D6. (Mehr Informationen finden Sie bei »Einteilung der Konstitutionstypen«.)

Damit die Kur den gewünschten Erfolg bringt, ist es wichtig, die Schüßler-Salze regelmäßig und entsprechend der hier angegebenen Dosierung einzunehmen. Die detaillierten Informationen zu den einzelnen Konstitutionstypen und zur Wirkungsweise der einzelnen Salze finden Sie im vorderen Teil des Buches.

Die Schüßler-Kur für Konstitutionstyp 6: Kalium sulfuricum

Dosierung der Salze während der Acht-Wochen-Kur: Über den Tag verteilt 4-mal täglich 4 Tabletten Kalium sulfuricum D6 im Mund zergehen lassen. Abends 6 Tabletten Natrium sulfuricum D6, in einem Glas mit heißem Wasser gelöst, einnehmen. (Mehr Informationen finden Sie bei »Einteilung der Konstitutionstypen«.)

Die Schüßler-Kur für Konstitutionstyp 10: Natrium sulfuricum

Dosierung der Salze während der Acht-Wochen-Kur: Vor den drei Hauptmahlzeiten jeweils 4 Tabletten Natrium sulfuricum D6 einnehmen. Außerdem morgens vor dem Frühstück je 2 Tabletten der Salze Nr. 6, Kalium sulfuricum D6, und Nr. 9, Natrium phosphoricum D6, langsam im Mund zergehen lassen. (Mehr Informationen finden Sie bei »Einteilung der Konstitutionstypen«.)

Lebensmittel für den Holztyp

Die in der TCM zum Holztyp neigenden Konstitutionstypen 1, 6 und 10 sind besonders prädestiniert für eine typgerechte Ernährung mit folgenden Lebensmitteln:

Gemüse und Salate

Bambussprossen, Blattsalate, grüne Bohnen, Gurken, Hopfensprossen, Kürbis, Mangold, Porree, Portulak, Rucola, Sauerkraut, Spinat, Staudensellerie, Tomaten

Getreide

Dinkel, Grünkern, Weizen, Weizenkleie

Fleisch und Fisch

Huhn, Kalbsleber, Kaninchen, Lammleber, Langusten, Rinderleber, Schweineleber

Hülsenfrüchte und Nüsse

Haselnüsse, Hülsenfrüchtesprossen, Sesam

Obst

Ananas, Äpfel (saure), Brombeeren, Granatäpfel, Hagebutten, Himbeeren, Johannisbeeren, Kiwi, Pampelmusen, Pflaumen, Preiselbeeren, Rhabarber, Sauerkirschen, Schwarzbeeren, Stachelbeeren, Zitronen

Kräuter und Gewürze

Aceto balsamico, Borretsch, Brennnessel, Dill, Estragon, Hefe, Kerbel, Melisse, Petersilie, Sauerampfer, Weinessig

Milchprodukte

Dickmilch, Joghurt, Kefir, Quark, Sauerrahm

Getränke

Brottrunk, Hagebuttentee, Malventee, Sauerkirschsaft, Sekt, Weißwein (trockener)

Rezepte für den Holztyp

Dinkelflocken mit Apfel

1 Den Apfel waschen und mit der Schale rundum bis zum Kerngehäuse auf einer Haushaltsreibe grob reiben. Die Dinkelflocken mit 1/4 Liter Wasser, Salz, geriebenem Apfel und Ingwer aufkochen. Alles unter ständigem Rühren bei schwacher Hitze leise kochen, bis die Flocken bissfest sind.
2 Sauerkirschkonfitüre oder Honig unterrühren und alles mit der sauren Sahne garnieren.

Zubereitungszeit: 15 Minuten

Tipp Zum Frühstück die Schüßler-Salze nach Dosierungsplan einnehmen.

Für 1 Portion
1 Apfel
3–4 EL Dinkelflocken
1 Prise Salz
1 kleines Stück Ingwer (max. 1/2 cm)
1 EL Sauerkirschkonfitüre oder Honig
1 EL saure Sahne

2 090 kJ/260 kcal, 4 g Eiweiß, 9 g Fett, 41 g Kohlenhydrate, 6 g Ballaststoffe

Quarkbrötchen

1 Den Backofen auf 200 °C vorheizen. Alle Zutaten in einer großen Schüssel mischen und erst mit den Knethaken des Handrührgerätes, dann mit den Händen gut durchkneten, bis der Teig glatt und geschmeidig ist.
2 Aus dem Teig kleine Brötchen formen und auf ein mit Backpapier belegtes Blech legen. Im vorgeheizten Backofen (Umluft 180 °C, Gas Stufe 3–4) 20 bis 30 Minuten backen.

Zubereitungszeit: 20 Minuten
Backzeit: 20–30 Minuten

Tipp Die Brötchen können gut eingefroren werden und sind dann schnell fertig fürs Frühstück. Dafür die Brötchen nur 10 Minuten anbacken, auskühlen und in einem Gefrierbeutel tiefkühlen. Zum Aufbacken die Brötchen in den vorgeheizten Backofen geben und in 10 bis 20 Minuten fertig backen.

Für 20–25 Brötchen
500 g Quark
500 g Vollkornweizenmehl
2 TL Weinsteinbackpulver (Naturkostladen oder Apotheke)
1 Prise Espressopulver
2 Eier
1–2 EL Sonnenblumenöl

390 kJ/93 kcal, 6 g Eiweiß, 2 g Fett, 13 g Kohlenhydrate, 2 g Ballaststoffe

Herzhaftes Gemüsefrühstück

Für 4 Portionen
500 g grüne Bohnen
500 g Kirschtomaten
1 Radicchio
2 Bund Petersilie
3 EL Zitronensaft
1 EL Butter
Pfeffer
Salz
Basilikum

429 kJ/102 kcal, 4 g Eiweiß, 5 g Fett, 10 g Kohlenhydrate, 5 g Ballaststoffe

1 Die Bohnen waschen, putzen und schräg in Stücke schneiden. Die Tomaten waschen. Den Radicchio waschen, putzen und klein schneiden. Die Petersilie waschen, trockenschütteln und hacken.

2 Bohnen, 2 Esslöffel Zitronensaft, Tomaten, Radicchio, Petersilie, Butter und Pfeffer in einen Topf geben. Alles durchmischen und zugedeckt 10 Minuten dünsten. Mit Salz und 1 Esslöffel Zitronensaft abschmecken und mit Basilikumblättchen garnieren.

Zubereitungszeit: 35 Minuten

Tipps Entsprechend der Lebensmittelliste auf Seite 56 können Sie auch andere Gemüsesorten für dieses herzhafte Frühstück verwenden. Das Gemüsefrühstück schmeckt heiß und lauwarm sehr gut.

Farbenfrohe Gemüsepfanne

Für 4 Portionen
1 mittelgroße Gurke
1 Stange Porree
1 mittelgroße Kartoffel
1 grüne Paprikaschote
500 g Tomaten
1 Karotte
frischer Estragon
Rosmarin
ein kleines Bund Dill
1 EL Butter oder 2 EL Olivenöl
1 Knoblauchzehe
250 g Bambussprossen (Glas)
Salz, Pfeffer
Paprikapulver
Muskat

503 kJ/120 kcal, 4 g Eiweiß, 7 g Fett, 10 g Kohlenhydrate, 6 g Ballaststoffe

1 Die frischen Gemüse waschen, je nach Sorte schälen oder putzen und in kleine Würfel schneiden. Die Kräuter waschen, trockenschütteln und fein hacken.

2 Die Butter oder das Öl in einer großen Pfanne oder in einem Wok erhitzen. Die Knoblauchzehe abziehen, durch die Presse drücken und glasig anbraten. Der Reihe nach Kartoffel, Paprikaschote, Karotte, Porree, Bambussprossen, Tomaten und Gurke dazugeben und alles bei mittlerer Hitze bissfest braten. Mit Salz, Pfeffer, Paprikapulver und Muskat würzen. Die Kräuter vor dem Anrichten darüber streuen.

Zubereitungszeit: 45 Minuten

Tipp Zum Mittagessen die Schüßler-Salze nach Dosierungsplan einnehmen.

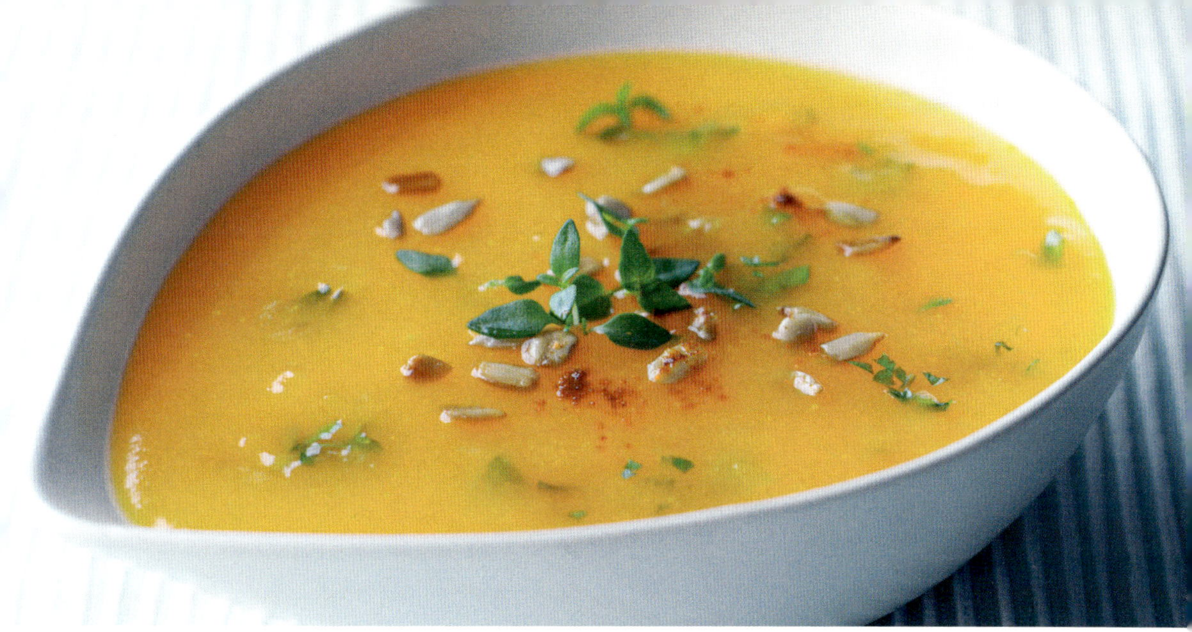

Leichte Kürbissuppe

Ganz ohne Sahne kommt diese feine Kürbissuppe aus – ideal für die Figur.

1 Den Kürbis schälen, die Kerne und das faserige Innere entfernen und das Fruchtfleisch würfeln. Zwiebel und Knoblauch abziehen, fein hacken und bei schwacher Hitze in der Butter glasig braten. Den Kürbis dazugeben und mitbraten.

2 1 Liter Wasser mit dem Lorbeerblatt zum Kürbisfleisch geben, aufkochen und bei schwacher Hitze 15 Minuten kochen, bis das Fruchtfleisch ganz weich ist.

3 Die Kerne ohne Fett anrösten. Die Petersilie waschen und hacken. Den Thymian waschen und die Blättchen abzupfen.

4 Das Lorbeerblatt entfernen und den Kürbis pürieren. Die Suppe mit Salz, Pfeffer und Muskat würzen. Den Weißwein oder Orangensaft zugeben und die Suppe einige Minuten weiterkochen.

5 Die Petersilie und den Thymian in die Suppe rühren und diese mit Rosenpaprika abschmecken. Die gerösteten Kerne über die Suppe streuen.

Zubereitungszeit: 45 Minuten

Für 4 Portionen

500 g gelber Kürbis, z. B. Hokkaido
1/2 kleine Zwiebel
1 Knoblauchzehe
1 EL Butter
1 Lorbeerblatt
50 g Zedernnuss- oder Sonnenblumenkerne
1 Bund Petersilie
2 Stängel Thymian
Salz
Pfeffer
Muskat
2 EL trockener Weißwein oder Orangensaft
Rosenpaprika

604 kJ/144 kcal, 5 g Eiweiß, 11 g Fett, 6 g Kohlenhydrate, 2 g Ballaststoffe

Ingwerhähnchen mit Ananas

Für 4 Portionen
1 Stange Porree
1 Stange Staudensellerie
1 Karotte
2 EL Butter oder Öl
2 gehäufte EL fein geschnittener Ingwer
400 g Hähnchenbrust
Rosenpaprika
Currypulver
Reiswein
1 Dose Mais
3–4 Scheiben frische Ananas
Salz, Pfeffer
Ahornsirup

979 kJ/233 kcal, 27 g Eiweiß, 10 g Fett, 9 g Kohlenhydrate, 4 g Ballaststoffe

1 Den Porree putzen, der Länge nach halbieren, waschen und in Streifen schneiden. Den Sellerie waschen, putzen und klein schneiden. Die Karotte schälen und ebenfalls klein schneiden.
2 In einer gusseisernen Pfanne Butter oder Öl erhitzen und den Ingwer kurz anbraten. Die Hähnchenbrust etwa 3 Minuten auf jeder Seite bei mittlerer Hitze braten, dann aus der Pfanne nehmen, in Streifen schneiden und wieder in die Pfanne geben. Das Fleisch mit Rosenpaprika und Currypulver bestreuen. Reiswein je nach Geschmack unterrühren.
3 Den Mais abtropfen lassen und mit Porree, Staudensellerie und Karotte unterrühren. Die Ananasscheiben obenauf in der Sauce mitsieden, bis das Fleisch gar ist. Mit Salz, Pfeffer und Ahornsirup abschmecken.

Zubereitungszeit: 40 Minuten

Tipp Dazu passt Blattsalat.

Gebratene Kalbsleber

Für 4 Portionen
500 g Kalbsleber
1/4 l Milch
Weizenmehl zum Wenden
1 mittelgroße Zwiebel
1 EL Butter
Salz, Pfeffer

838 kJ/200 kcal, 26 g Eiweiß, 8 g Fett, 7 g Kohlenhydrate, 0,1 g Ballaststoffe

1 Die Leber in Scheiben schneiden, kurz in die Milch eintauchen und in Mehl wenden. Überschüssiges Mehl abklopfen.
2 Die Zwiebel abziehen und in feine Ringe schneiden. Die Butter in einer Pfanne erhitzen und die Zwiebel darin anbraten. Zwiebelringe aus der Pfanne nehmen.
3 Die Leber im verbliebenen Fett auf jeder Seite 3 bis 4 Minuten braten. Mit Salz und Pfeffer bestreuen und mit den Zwiebelringen garnieren.

Zubereitungszeit: 25 Minuten

Tipps Dazu passt Kartoffelpüree. Zum Abendessen entsprechend des Dosierungsplans die Schüßler-Salze einnehmen.

Weizengrießnockerl in Gemüsebrühe

1 Die Zwiebel abziehen und in Ringe schneiden. Sellerieknolle, Petersilienwurzel, Karotten und Kartoffeln schälen und würfeln. Den Porree putzen, waschen und in Ringe schneiden. Die Tomaten waschen und vierteln.

2 Das Öl erhitzen und die Zwiebel darin anbräunen. 2 Liter Wasser aufgießen und das vorbereitete Gemüse etwa 30 Minuten kochen, dann durch ein Haarsieb abseihen. Die Brühe wieder in den Topf geben, mit Salz und Pfeffer würzen.

3 Für die Nockerl die Petersilie waschen, trockenschütteln und fein hacken. Butter mit Eiern und Weizengrieß vermischen, eine Prise Muskatnuss hinein reiben, die Petersilie unterziehen.

4 Die Brühe wieder zum Kochen bringen. Mit zwei angefeuchteten Teelöffeln kleine Klößchen formen und in die kochende Brühe einlegen. Etwa 20 Minuten leise kochen und danach weitere 10 Minuten ziehen lassen. Die Suppe vor dem Servieren mit Schnittlauch bestreuen.

Zubereitungszeit: 1 Stunde 30 Minuten

Für 4 Portionen

Für die Gemüsebrühe
1 mittelgroße Zwiebel
1 Sellerieknolle
1 Petersilienwurzel
1–2 Karotten
2 Kartoffeln
2 Stangen Porree
2 Tomaten
1 EL Öl
Salz, Pfeffer
2 EL Schnittlauchröllchen

Für die Nockerl
1/2 Bund Petersilie
ca. 80 g weiche, schaumig gerührte Butter
1–2 Eier
150 g Weizengrieß
Muskat

1700 kJ/404 kcal, 11 g Eiweiß, 24 g Fett, 37 g Kohlenhydrate, 8 g Ballaststoffe

Grünkernsuppe

1 Die Zwiebel abziehen und fein hacken. Die Karotten und den Sellerie schälen und raspeln. Den Porree waschen, putzen und klein schneiden.

2 Das Öl in einem Topf erhitzen und die Zwiebel darin leicht anbräunen. 1,5 Liter Wasser aufgießen, das Gemüse dazugeben und etwa 15 Minuten kochen lassen.

3 Den Grünkernschrot einstreuen und 10 Minuten bei schwacher Hitze unter gelegentlichem Rühren ziehen lassen. Die Suppe mit Salz und Pfeffer abschmecken.

Zubereitungszeit: 55 Minuten

Für 4 Portionen
1 mittelgroße Zwiebel
1–2 Karotten
1/2 Sellerieknolle
1 Stange Porree
1 EL Distelöl
4–6 EL Grünkernschrot
Salz, Pfeffer

621 kJ/148 kcal, 5 g Eiweiß, 4 g Fett, 23 g Kohlenhydrate, 5 g Ballaststoffe

Ernährungstyp des Feuerelements

Feuer ist das Symbol für Umwandlung und für Hitze. Diese Eigenschaften sind nach der chinesischen Ernährungslehre der fünf Elemente im menschlichen Organismus dem Funktionskreis des Herzes und des Dünndarms zugeordnet. Der Geschmack des Feuerelements ist das Bittere. Insbesondere, wenn ein Ungleichgewicht im Organismus besteht, versucht sein Körper, dies auszugleichen und entwickelt eine Vorliebe für Tee, Kaffee und Bitterschokolade.

Rucola zählt zu den idealen Gemüsesorten für den Feuertyp. Zusammen mit Rührei ist er die richtige Wahl für ein herzhaftes Frühstück.

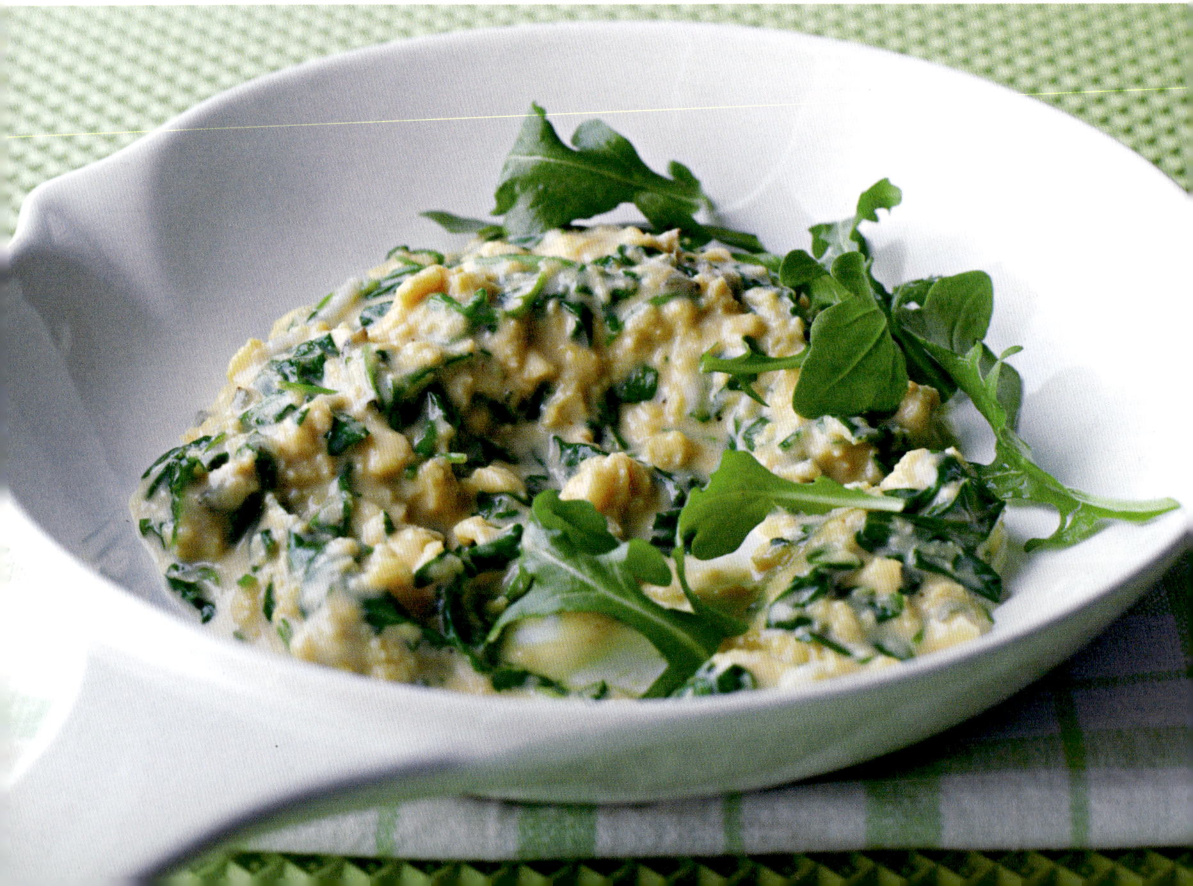

Die Schüßlerschen Konstitutionstypen im Feuerelement: 4 und 5

Die Konstitutionstypen Nr. 4, Kalium chloratum, und Nr. 5, Kalium phosphoricum, entsprechen dem Ernährungstyp des Elements Feuer in der Traditionellen Chinesischen Medizin.

Die Schüßler-Kur für Konstitutionstyp 4: Kalium chloratum

Dosierung der Salze während der Acht-Wochen-Kur: Vor den drei Hauptmahlzeiten jeweils 4 Tabletten Kalium chloratum D6 in einem Glas mit heißem Wasser auflösen und langsam, schluckweise trinken. Zusätzlich vor dem Frühstück auf nüchternen Magen 5 Tabletten von Salz Nr. 10, Natrium sulfuricum D6, und eine halbe Stunde vor dem Mittagessen 5 Tabletten von Salz Nr. 9, Natrium phosphoricum D6, langsam im Mund zergehen lassen oder in einem halben Glas heißem Wasser aufgelöst, langsam trinken. (Mehr Informationen zur Wirkungsweise und der Dosierung von Kalium chloratum finden Sie bei »Einteilung der Konstitutionstypen« auf Seite 32.)

Die Schüßler-Kur für Konstitutionstyp 5: Kalium phosphoricum

Dosierung der Salze während der Acht-Wochen-Kur: Morgens vor dem Frühstück auf nüchternen Magen 10 Tabletten Kalium phosphoricum D6 in einem halben Glas heißem Wasser auflösen und langsam, schluckweise trinken. Die Salze Nr. 4, Kalium chloratum D6, und Nr. 6, Kalium sulfuricum D6, nimmt man am besten abends ein. Als Dosis sind jeweils 4 Tabletten empfehlenswert, die, ebenfalls in heißem Wasser aufgelöst, langsam, schluckweise getrunken werden sollten. (Mehr Informationen finden Sie bei »Einteilung der Konstitutionstypen« auf Seite 33f.)

Info

Der Feuertyp mag es bitter, zum Beispiel trinkt er gerne nach dem Essen einen Espresso. Aber auch sonst ist ihm nichts Bitteres fremd, von Pils bis Löwenzahnsalat und von Bitterlikör (Schwedenbitter) bis grüner Tee. Bitter verdaut gut und ist ein hervorragender Fatburner. Dazu weitere Informationen im Dossier »Bitterstoffe – die idealen Schlankmacher« (im Internet unter www.medizin-welt.info/dossiers/dossier.asp?dossierID=12).

Lebensmittel für den Feuertyp

Die in der TCM zum Feuertyp neigenden Konstitutionstypen 4 und 5 sind besonders prädestiniert für eine typgerechte Ernährung mit folgenden Lebensmitteln:

Gemüse und Salate

Artischocken, Brennnessel, Chicorée, Eisbergsalat, Endivien, Feldsalat, Kohlrüben, Kopfsalat, Löwenzahn, Pastinaken, Radicchio, Rosenkohl, Rote Bete, Rucola, Spargel

Getreide

Amaranth, Buchweizen, Hafer, Leinsamen, Roggen

Fleisch und Fisch

Blutwurst, Fleisch vom Grill, Gänseleber, Hammel, Hühnerleber, Lamm, Rinderherz, Schweineherz, Ziegenbraten

Hülsenfrüchte und Nüsse

Mandeln

Obst

Aprikosen, Holunderbeeren, Pampelmusen, Quitte, Schlehe

Kräuter und Gewürze

Basilikum, Beifuß, Bohnenkraut, Ingwer, Majoran, Meerrettich, Muskat, Oregano, Paprikapulver, Rosmarin, Safran, Salbei, Thymian, Wacholderbeeren, Wermut

Milchprodukte

Schafskäse, Ziegenkäse, Ziegenmilch

Getränke

Altbier, Bitterlikör, Cognac, Espresso, grüner Tee, Kaffee, Pils, schwarzer Tee

Rezepte für den Feuertyp

Blutwurst mit Aprikosen

Für 1 Portion
1 mittelgroße Blutwurst, frisch oder geräuchert
1 mittelgroße Zwiebel
2 Aprikosen
1 TL Schweineschmalz

2770 kJ/659 kcal, 25 g Eiweiß, 57 g Fett, 12 g Kohlenhydrate, 3 g Ballaststoffe

1 Die Blutwurst enthäuten und in kleine Stücke schneiden. Die Zwiebel abziehen und hacken. Die Aprikosen waschen und in Würfel schneiden, dabei den Stein entfernen.
2 Das Schmalz in einer kleinen Pfanne erhitzen und die Zwiebel leicht anschwitzen. Die Aprikosen dazugeben und die Blutwurst untermischen. Alles bei schwacher Hitze unter Wenden anbraten und sofort heiß servieren. Dazu herzhaftes Roggenbrot oder Baguette reichen.

Zubereitungszeit: 20 Minuten

Tipp Zum Frühstück bzw. bereits auf nüchternen Magen die typgerechten Schüßler-Salze nach dem Dosierungsplan auf Seite 63 einnehmen.

Rucola mit Rührei

Für 1 Portion
1 kleines Stück Ingwer
2 Stängel Petersilie
frischer Oregano
20 g Rucola
1 TL Butter
1 Ei
Salz, Pfeffer
gemahlener Koriander

808 kJ/192 kcal, 9 g Eiweiß, 15 g Fett, 5 g Kohlenhydrate, 2 g Ballaststoffe

1 Den Ingwer schälen und fein reiben. Die Petersilie waschen, trockenschütteln und fein hacken. Den Oregano waschen und fein schneiden. Den Rucola von den groben Stielen befreien, waschen, trockenschütteln und grob schneiden.
2 Die Butter in einer Pfanne erhitzen, den Ingwer darin kurz anbraten. Das Ei darüberschlagen, mit Salz, Pfeffer und Koriander würzen. Petersilie, Oregano und Rucola unterziehen und unter Rühren kurz braten, bis das Ei gerinnt. Dann sofort vom Herd nehmen und servieren.

Zubereitungszeit: 25 Minuten

Tipp Dazu knusprig geröstetes Buchweizen- oder Dinkeltoastbrot reichen.

Kernige Haferflockensuppe

Für 4 Portionen
3 mittelgroße Zwiebeln
2 Karotten
1/2 Chinakohl
etwas Sesamöl oder Butter
1,5 l heißes Wasser
60 g mittelfeine Haferflocken
Salz, Pfeffer
Sesamsauce
Zitronensaft
Rosenpaprika

533 kJ/127 kcal, 5 g Eiweiß, 5 g Fett, 16 g Kohlenhydrate, 6 g Ballaststoffe

1 Die Zwiebeln abziehen und hacken. Die Karotten schälen und fein raspeln. Den Chinakohl putzen, waschen und in Streifen schneiden.

2 Das Sesamöl oder die Butter in einer Pfanne erhitzen, die Zwiebeln leicht anbräunen, mit heißem Wasser ablöschen. Karotten, Haferflocken, eine Prise Salz und Pfeffer dazugeben und alles etwa 10 Minuten bei schwacher Hitze kochen lassen.

3 Die Suppe mit Sesamsauce würzen, den Chinakohl dazugeben und etwas durchziehen lassen. Vor dem Servieren mit Salz, Zitronensaft und Rosenpaprika abschmecken.

Zubereitungszeit: 30 Minuten

Info Hafer ist das ideale Getreide für das Feuerelement und regt am Morgen die Lebensgeister an.

Rote-Bete-Salat

Für 4 Portionen
2 Rote Beten
1 Salatgurke
1 mittelgroße Zwiebel
1/2 Bund Dill
2 EL Essig
Salz, Pfeffer
1 EL Sauerrahm
3 EL Olivenöl
1 Apfel

476 kJ/113 kcal, 2 g Eiweiß, 5 g Fett, 14 g Kohlenhydrate, 4 g Ballaststoffe

1 Die Roten Beten weich kochen, schälen und in Scheiben schneiden. Die Salatgurke gründlich mit heißem Wasser waschen, abtrocknen und mit der Schale hobeln. Die Zwiebel abziehen und in feine Ringe schneiden.

2 Den Dill waschen, trockenschütteln und hacken. Essig mit Dill, Salz und Pfeffer verrühren. Den Sauerrahm und das Öl unterschlagen. Die Roten Beten mit dem Dressing mischen und etwas ziehen lassen. Den Apfel waschen, vom Kerngehäuse befreien und klein würfeln. Apfel, Zwiebel und Salatgurke unter den Salat heben.

Zubereitungszeit: 45 Minuten

Tipps Zum Mittagessen die Schüßler-Salze nach Dosierungsplan einnehmen. Zu dem Rote-Bete-Salat passt der Buchweizenrisotto sehr gut (Rezept nächste Seite).

Buchweizenrisotto

1 Wasser mit Salz oder Brühe zum Kochen bringen. Suppengrün und Karotte putzen und unzerkleinert mit Lorbeerblatt und Knoblauch 10 bis 15 Minuten zugedeckt garen. Die Brühe abseihen und wieder in den Topf geben. Karotte in Scheiben schneiden.

2 Die Zwiebeln abziehen und klein schneiden, in der Hälfte der Butter oder dem Öl leicht anbräunen. Den Buchweizen dazugeben und unter Rühren kurz mitdünsten. Mit dem Wein ablöschen. Nach und nach immer so viel heiße Brühe dazugeben, dass der Buchweizen gerade bedeckt ist. Erst, wenn die Flüssigkeit aufgenommen ist, erneut Brühe zugießen.

3 Den Risotto unter häufigem Rühren garen, bis die Flüssigkeit verdampft ist. Die restliche Butter in Flocken oder das Öl dazugeben, untermischen und den Risotto noch 4 bis 5 Minuten ziehen lassen. Mit Pfeffer und Salz abschmecken, mit Paprikapulver bestreuen, mit Sahne, Basilikum und Karottenscheiben garnieren.

Zubereitungszeit: 1 Stunde

Für 4 Portionen

Für die Brühe

1 l Wasser, Fleisch- oder Geflügelbrühe
Salz
1 Bund Suppengrün
1 Karotte
1 Lorbeerblatt
1 Knoblauchzehe

Für den Risotto

3 Zwiebeln
3–4 TL Olivenöl oder Butter
250 g Buchweizen
200 ml Weißwein
Pfeffer
Paprikapulver
1 EL geschlagene Sahne
etwas Basilikum

1690 kJ/402 kcal, 8 g Eiweiß, 15 g Fett, 50 g Kohlenhydrate, 6 g Ballaststoffe

Risotto einmal anders: mit kernigem Buchweizen.

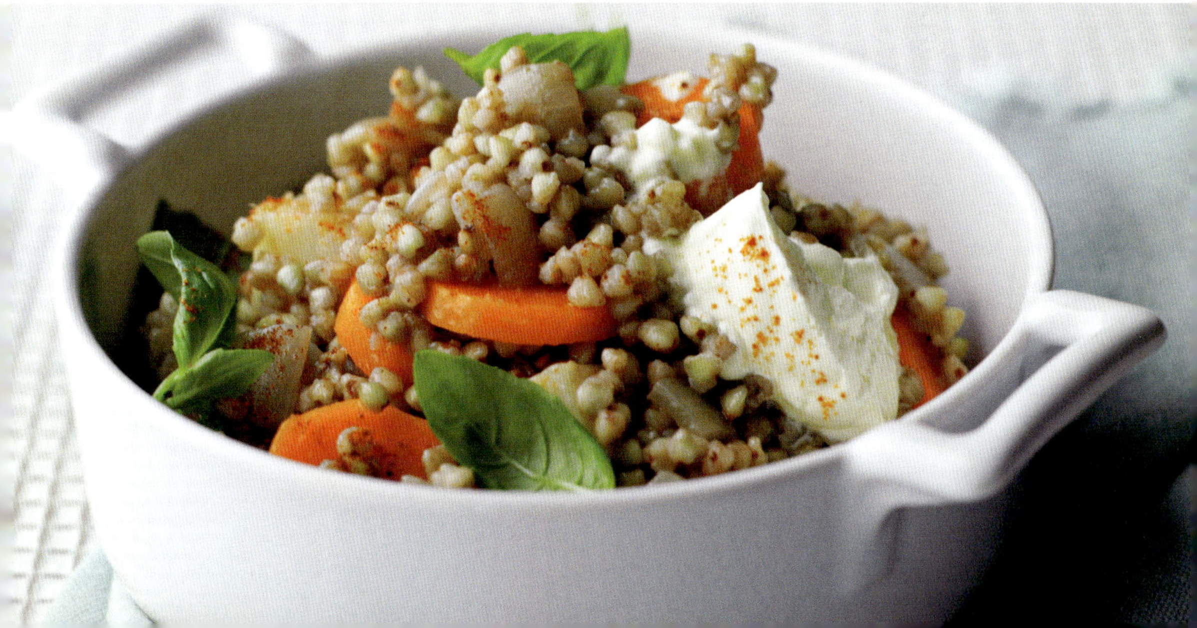

Lammkeule aus dem Ofen

Für 4–6 Portionen
500 g Kartoffeln
3 Zwiebeln
4 mittelgroße Tomaten
6 EL Olivenöl
1,5 kg Lammkeule
Salz, Pfeffer
getrockneter Thymian
getrockneter Rosmarin

2 000 kJ/476 kcal, 54 g Eiweiß, 24 g Fett, 12 g Kohlenhydrate, 2 g Ballaststoffe

1 Die Kartoffeln schälen, die Zwiebeln abziehen und die Tomaten waschen. Kartoffeln, Zwiebeln und Tomaten vierteln. Den Backofen auf 250 °C vorheizen.

2 Ein Backblech mit Olivenöl einpinseln. Die Lammkeule auf dem Blech mit Kartoffeln und Zwiebeln umlegen, mit Salz und Pfeffer würzen. Die Tomaten dazugeben, mit dem restlichen Olivenöl beträufeln. Thymian und Rosmarin darüber streuen.

3 Die Lammkeule 30 Minuten im vorgeheizten Backofen (Umluft 230 °C, Gas Stufe 5) backen, dann die Hitze auf 160 °C (Umluft 140 °C, Gas Stufe 2–3) reduzieren und etwa 1 ½ Stunden weitergaren. Von Zeit zu Zeit etwas Wasser auf das Blech gießen.

Zubereitungszeit: 20 Minuten
Backzeit: 2 Stunden

Tipp Dazu können Sie einen Endivien-Radicchio-Salat mit Essig-Öl-Vinaigrette servieren.

Chicoréesalat mit Mandarinen und Nüssen

Für 4 Portionen
3–4 Chicorée
4 Mandarinen
50 g Zedernnusskerne
2 EL Himbeeressig
1/2 TL Zitronensaft
Salz, Pfeffer
1–2 EL Sesamöl
100 g Sahne

708 kJ/169 kcal, 2 g Eiweiß, 14 g Fett, 8 g Kohlenhydrate, 2 g Ballaststoffe

1 Den Chicorée waschen, putzen und in breite Streifen schneiden. Die Mandarinen schälen und in die einzelnen Segmente teilen. Chicorée und Mandarinen in einer Schüssel mischen.

2 Die Zedernnusskerne in einer Pfanne ohne Fett rösten. Himbeeressig, Zitronensaft, Salz und Pfeffer verrühren. Das Sesamöl und die Sahne unterschlagen. Den Salat mit dem Dressing mischen und durchziehen lassen. Mit den Zedernnusskernen bestreuen.

Zubereitungszeit: 35 Minuten

Tipp Zum Abendessen die typgerechten Schüßler-Salze nach Dosierungsplan einnehmen.

Kartoffelsuppe mit Majoran

Für 4 Portionen

1 kleine oder 1/2 Sellerieknolle
3 gelbe Rüben
1 Stange Porree
1 Zwiebel
700 g Kartoffeln
20 g Butter
2 Scheiben Graubrot
getrockneter Majoran
Salz, Pfeffer
4 EL saure Sahne

1330 kJ/317 kcal, 8 g Eiweiß, 13 g Fett, 41 g Kohlenhydrate, 8 g Ballaststoffe

1 Die Sellerieknolle und die Rüben schälen und raspeln. Den Porree putzen, waschen und fein schneiden. Die Zwiebel abziehen und fein hacken. Die Kartoffeln waschen, schälen und in kleine Würfel schneiden.

2 Die Butter erhitzen und Sellerie, Rüben, Porree und Zwiebel darin andünsten. Die Kartoffeln dazugeben. 1,5 Liter Wasser aufgießen und alles zugedeckt weich kochen.

3 Das Brot in Würfel schneiden und in einer Pfanne ohne Fett knusprig rösten. Die Suppe mit reichlich Majoran, Salz und Pfeffer pikant abschmecken. Die Suppe in vier Teller verteilen und jeweils 1 Esslöffel saure Sahne und die Brotwürfel darauf geben. Sofort servieren, damit die Brotwürfel nicht weich werden.

Zubereitungszeit: 45 Minuten

Gänseleber mit Zwetschgen

Für 4 Portionen

50 g Mehl
50 g Butter
etwas Zucker
500 g Zwetschgen
1 Prise gemahlene Nelken
1/2 TL gemahlener Ingwer
1/2TL Zimt
400 g Gänseleber zum Braten
2 EL Öl

1390 kJ/330 kcal, 20 g Eiweiß, 16 g Fett, 25 g Kohlenhydrate, 3 g Ballaststoffe

1 Den Backofen auf 180 °C vorheizen. Mehl, Butter und Zucker zu einem krümeligen Teig kneten. Die Zwetschgen waschen, entsteinen und vierteln.

2 Die Zwetschgen in eine Auflaufform geben, die Gewürze dazugeben und alles gut vermischen. Die Zwetschgen mit der Streuselmischung bedecken und im vorgeheizten Backofen (Umluft 160 °C, Gas Stufe 3) etwa 20 Minuten backen, bis die Streusel leicht gebräunt sind.

3 Die Gänseleber in knapp 1 Zentimeter dicke Scheiben schneiden und in einer heißen Pfanne mit dem Öl anbraten. Zusammen mit den Zwetschgen auf vorgewärmten Tellern servieren.

Zubereitungszeit: 45 Minuten

Tipp Zu diesem Gericht kräftiges Roggenvollkornbrot oder Baguette reichen.

Ernährungstyp des Erdeelements

Erde steht als Symbol für Mitte und Reife. Nach der chinesischen Ernährungslehre sind diese Eigenschaften im menschlichen Organismus der Milz, dem Magen und der Bauchspeicheldrüse zugeordnet. Der Geschmack des Erdetyps ist das Süße. Vor allem, wenn ein Ungleichgewicht im Organismus seines Elements besteht, versucht sein Körper, dieses durch einen besonderen Hang zu Süßigkeiten, Leckereien, süßen Früchten und Karotten auszugleichen.

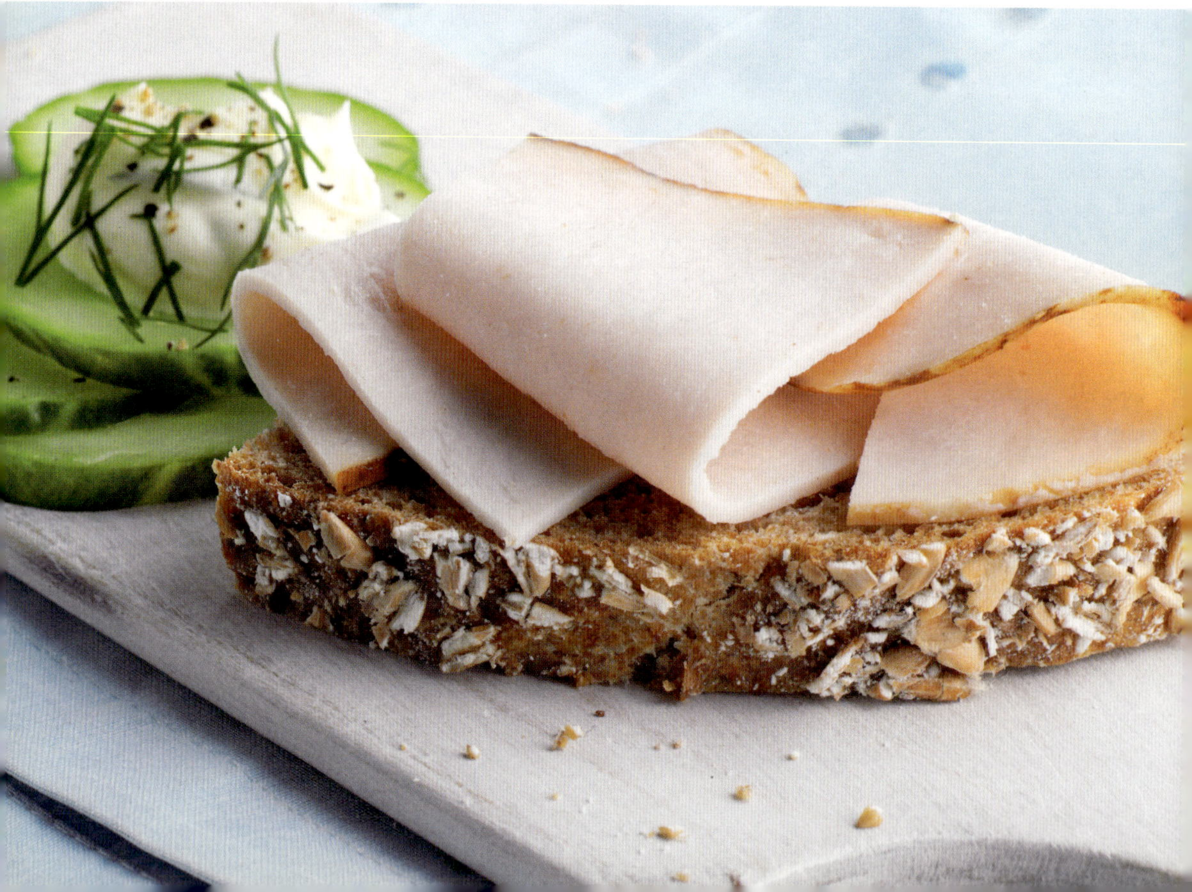

Truthahn ist für den Erdetyp besonders geeignet. Vollkornbrot mit leichtem Putenschinken und Gurke ist damit ein typgerechtes Abendessen.

Die Schüßlerschen Konstitutionstypen im Erdeelement: 5, 6, 7 und 9

Die Konstitutionstypen Nr. 5, 6, 7 und 9 kommen dem TCM-Ernährungstyp Erde am nächsten.

Die Schüßler-Kur für Konstitutionstyp 5: Kalium phosphoricum

Dosierung der Salze während der Acht-Wochen-Kur: Vor dem Frühstück 10 Tabletten Kalium phosphoricum D6, in heißem Wasser aufgelöst, trinken. Abends je 4 Tabletten Kalium chloratum D6 und Kalium sulfuricum D6 in heißem Wasser gelöst einnehmen.

Die Schüßler-Kur für Konstitutionstyp 6: Kalium sulfuricum

Dosierung der Salze während der Acht-Wochen-Kur: Über den Tag verteilt 4-mal täglich 4 Tabletten Kalium sulfuricum im Mund zergehen lassen. Außerdem abends in einem Glas heißem Wasser gelöst 6 Tabletten Natrium sulfuricum D6 einnehmen.

Die Schüßler-Kur für Konstitutionstyp 7: Magnesium phosphoricum

Dosierung der Salze während der Acht-Wochen-Kur: Man sollte abends 10 Tabletten Magnesium phosphoricum D6, in einem halben Glas heißem Wasser aufgelöst, trinken. Vor dem Frühstück von den Salzen Nr. 8 und Nr. 11 4 Stück im Mund zergehen lassen.

Die Schüßler-Kur für Konstitutionstyp 9: Natrium phosphoricum

Dosierung der Salze während der Acht-Wochen-Kur: Von Natrium phosphoricum D6 6 bis 9 Tabletten über den Tag verteilt einnehmen. Von Kalium sulfuricum D6, Natrium sulfuricum D6 und Silicea D12 nimmt man abends je 3 Stück in Wasser aufgelöst ein.

Der Konstitutionstyp Nr. 5 entspricht auch dem Ernährungstyp Feuer, der Typ Nr. 6 dem Ernährungstyp Holz. Die Erde ist das Element der Mitte, deshalb schließt dieser Ernährungstyp mit vier Entsprechungen überdurchschnittlich viele Konstitutionstypen ein, und überlappt sich deshalb auch mit den Ernährungstypen Holz und Feuer. Die Feinabstimmung, ob Sie eher dem Holztyp zugehören oder dem Feuertyp, sollten Sie selbst vornehmen. Probieren Sie aus, welche Lebensmittel der beiden Elemente Ihnen gut tun.

Mehr Informationen zur Dosierung und zur Wirkungsweise der Schüßler-Salze finden Sie bei »Einteilung der Konstitutionstypen«.

Lebensmittel für den Erdetyp

Die in der TCM zum Erdetyp neigenden Konstitutionstypen 5, 6, 7 und 9 sind besonders prädestiniert für eine typgerechte Ernährung mit folgenden Lebensmitteln:

Gemüse und Salate

Auberginen, Austernpilze, Blaukraut, Blumenkohl, Brokkoli, Champignons, Chinakohl, Eisbergsalat, Erbsen, Fenchel, gebratene Zwiebeln, grüne Bohnen, Karotten, Kartoffeln, Knollensellerie, Kohlrabi, Kürbis, Mangold, Maroni, Paprika, Petersilienwurzeln, Pfifferlinge, Schwarzwurzeln, Shiitakepilze, Spinat, Staudensellerie, Steinpilze, Süßkartoffeln, Weißkraut, Wirsing, Zucchini

Getreide

Dinkel, Gerste, Grünkern, Hirse, Maiskolben, Polenta, Süßreis (Mochi)

Fleisch und Fisch

Kalbfleisch, Kraftbrühe (Consommé, Bouillon), Rindfleisch, Truthahn

Hülsenfrüchte und Nüsse

Bohnen, Erbsen, Erdnüsse, Haselnüsse, Kichererbsen, Kürbiskerne, Linsen, Mandeln, Pistazien, Sesam, Sonnenblumenkerne, Walnüsse, Zedernnusskerne

Obst

Äpfel, Aprikosen, Bananen, Birnen, Datteln, Feigen, Honigmelonen, Mangos, Mirabellen, Papayas, Pfirsiche, Pflaumen, Sultaninen, Trauben

Kräuter und Gewürze

Anis, Dill, Estragon, Fenchel, Kerbel, Minze, Safran, Vanille, Zimt

Milchprodukte

Butter, Käse, Milch, Sahne

Getränke

Apfelsaft, Birnensaft, Fencheltee, Honigwein (Met), Likör, Malzbier, Portwein, Traubensaft

Rezepte für den Erdetyp

Chinesischer Wasserreis »Congee«

Für 1 Portion
100 g (Vollkorn-)Reis
30 g Walnusskerne
30 g Mandeln
je 1 Prise Zimt und Anis
1 TL Vanillezucker
3 eingeweichte Backpflaumen

3 110 kJ/740 kcal, 17 g Eiweiß, 37 g Fett, 84 g Kohlenhydrate, 10 g Ballaststoffe

1 Den Reis in 1 Liter Wasser 2 Stunden leise kochen lassen, bis er weich und breiig ist. Die Walnüsse und Mandeln können zerstoßen oder im Ganzen mitgekocht werden.
2 Den Reis vor dem Anrichten mit Zimt, Anis und Vanillezucker verfeinern und die Backpflaumen untermischen.

Zubereitungszeit: 2 Stunden

Tipp Zum Frühstück die Schüßler-Salze nach Dosierungsplan einnehmen.

Polenta mit Spiegelei

Für 4 Portionen
1 TL Salz
1 Prise Muskat
250 g Polenta (Maisgrieß)
50 g Butter
4 Eier
60 g geriebener Parmesan

1 950 kJ/564 kcal, 18 g Eiweiß, 23 g Fett, 47 g Kohlenhydrate, 3 g Ballaststoffe

1 1,5 Liter Wasser zum Kochen bringen, Salz und Muskat ins Wasser geben und den Maisgrieß einrieseln lassen. 20 bis 30 Minuten bei kleinster Hitze leise kochen lassen. Dabei oft umrühren, damit die Polenta nicht anbrennt. Noch besser: den Brei im heißen Wasserbad garen, statt direkt auf der Herdplatte.
2 1 Esslöffel Butter erhitzen und vier Spiegeleier braten. Die restliche Butter schmelzen. Zum Anrichten die Polenta mit zerlassener Butter beträufeln und den Parmesan aufstreuen. Pro Person ein Spiegelei darauf geben.

Zubereitungszeit: 35 Minuten

Tipp Statt Parmesan können Sie auch eine Hand voll Salbeiblätter in Olivenöl anschwitzen und über die Polenta streuen.

Info Polenta ist ein ideales Frühstücksgericht für das Erdeelement. Wenn man sie etwas fester zubereitet, kann man sie rollen, daraus Taler schneiden und braten oder überbacken.

Kraftbrühe

Für 4 Portionen
500 g mageres Ochsenfleisch aus dem Schlegel
500 g Markknochen
Salz
1 Bund Suppengrün
1 Brühwürfel

760 kJ/181 kcal, 30 g Eiweiß, 6 g Fett, 2 g Kohlenhydrate, 2 g Ballaststoffe

1 Das Fleisch klein schneiden und die evtl. zerkleinerten Markknochen in 1,5 Liter kaltem Wasser aufsetzen und langsam zum Sieden bringen. Das Suppengrün waschen, putzen und grob zerkleinern.
2 Salz, Suppengrün und Brühwürfel in das kochende Wasser geben. Die Brühe 2 Stunden bei schwacher Hitze leise kochen lassen.
3 Die Brühe durch ein Haarsieb gießen und kalt stellen. Mit einem Schaumlöffel die oben schwimmende Fettschicht abtragen und die Brühe wieder erhitzen.

Zubereitungszeit: 2 Stunden 20 Minuten
Kühlzeit: 4 Stunden

Tipp Die Brühe bereits am Vortag zubereiten, damit sie zum Frühstück serviert werden kann.

Mit Hackfleisch gefüllte Zucchini

Für 4 Portionen
2 große oder 4 mittelgroße Zucchini
2 Zwiebeln
3 Stängel Petersilie
2 Stängel Minze
2 Stängel Basilikum
2 EL Olivenöl
500 g Hackfleisch
1 TL Kräuter der Provence
Salz, Pfeffer
2 EL Crème fraîche

1750 kJ/417 kcal, 27 g Eiweiß, 32 g Fett, 6 g Kohlenhydrate, 2 g Ballaststoffe

1 Die Zucchini waschen, der Länge nach halbieren, das Innere mit einem Löffel herauslösen und in eine Schüssel geben. Die Zwiebeln abziehen und hacken. Die frischen Kräuter waschen und hacken.
2 Das Öl erhitzen und die Zwiebeln und die frischen Kräuter darin andünsten, mit Hackfleisch und Zucchinifruchtfleisch vermischen. Die getrockneten Kräuter hinzufügen und die Masse mit Salz und Pfeffer abschmecken. Den Backofen auf 180 °C vorheizen.
3 Das Fleisch in die Zucchini füllen. Die Zucchini in einer Auflaufform im vorgeheizten Backofen (Umluft 160 °C, Gas Stufe 2–3) ca. 1 Stunde garen. Zum Anrichten die Crème fraîche dazugeben.

Zubereitungszeit: 30 Minuten
Backzeit: 1 Stunde

Tipp Zum Mittagessen die Schüßler-Salze nach Dosierungsplan einnehmen.

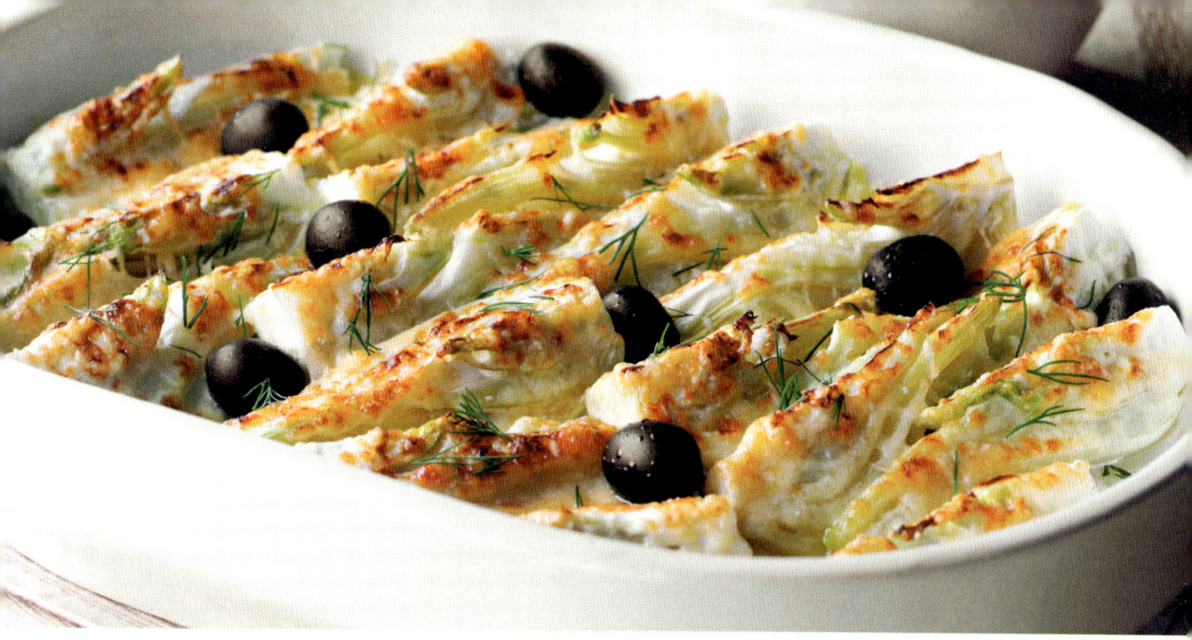

Fenchelgratin mit Tomatensauce

Ein Gruß aus der Mittelmeerküche: Gratinierter Fenchel mit fruchtiger Tomatensauce.

1 Den Fenchel waschen und putzen. Das Fenchelgrün hacken und 1 Esslöffel davon beiseite legen. Die Knollen vierteln und 10 Minuten in Salzwasser garen. Herausnehmen und abtropfen lassen.
2 Den Backofen auf 200 °C vorheizen. Die Butter in einer Auflaufform zerlassen und den Fenchel hineinlegen. Sahne darüber gießen, salzen und pfeffern, mit Parmesan bestreuen und die Oliven darauf verteilen. Fenchel im vorgeheizten Backofen (Umluft 180 °C, Gas Stufe 3–4) 20 Minuten überbacken. Mit Fenchelgrün bestreuen.
3 Die Tomaten überbrühen, häuten und das Fruchtfleisch in kleine Würfel schneiden. Die Zwiebeln abziehen und fein hacken. Den Knoblauch abziehen und durch die Presse drücken.
4 Das Öl erhitzen und die Zwiebeln darin hell anschwitzen. Tomaten und Knoblauch hinzufügen, salzen und pfeffern. Weißwein angießen und die Sauce etwa 20 Minuten leise kochen lassen. Das Basilikum einstreuen und die Sauce zum Gratin servieren.

Zubereitungszeit: 1 Stunde

Für 4 Portionen
1 kg Fenchel
Salz
50 g Butter
125 g Sahne
Pfeffer
100 g geriebener Parmesan
30 g schwarze Oliven

Für die Tomatensauce
800 g Tomaten
100 g Zwiebeln
1 Knoblauchzehe
3 EL Olivenöl
Salz, Pfeffer
1/8 l Weißwein
1 EL fein geschnittenes Basilikum

2 200 kJ/523 kcal, 18 g Eiweiß, 41 g Fett, 15 g Kohlenhydrate, 13 g Ballaststoffe

Hirseauflauf mit Äpfeln

Für 4 Portionen
250 g Hirse
3/4 l Milch
1 Prise Salz
500 g Äpfel
2 Eier
3 EL Zucker
abgeriebenen Schale von
1 unbehandelten Zitrone
Fett für die Form
20 g Butter in Flöckchen
Puderzucker zum Bestäuben

2 280 kJ/543 kcal, 17 g Eiweiß, 17 g Fett, 80 g Kohlenhydrate, 5 g Ballaststoffe

1 Die Hirse kalt, heiß und wieder kalt mit Wasser abspülen. Abtropfen lassen und mit der Milch zum Kochen bringen. Das Salz untermischen und die Hirse bei schwacher Hitze etwa 20 Minuten ausquellen lassen. Zum Abkühlen ein wenig auflockern.

2 Die Äpfel schälen, putzen und achteln. Die Eier trennen. Eigelbe mit Zucker und Zitronenschale schaumig rühren, unter die Hirse mischen. Das Eiweiß steif schlagen und unterziehen.

3 Den Backofen auf 200 °C vorheizen. Eine Auflaufform einfetten, die Hälfte des Hirseteigs einfüllen, die Apfelschnitze darüber legen, mit der restlichen Hirse bedecken und einige Butterflöckchen aufsetzen. Den Auflauf im vorgeheizten Backofen (Umluft 180 °C, Gas Stufe 3–4) ca. 30 Minuten backen. Mit Puderzucker bestäuben.

Zubereitungszeit: 40 Minuten
Backzeit: 30 Minuten

Gerstensalat mit Gemüse und Tofu

Für 4 Portionen
120 g Gerstenkörner
1 Prise Gemüsebrühe (Instant)
2 kleine Zwiebeln
2 Essiggurken
1 EL Kapern
2–3 EL Essig
250 g Räuchertofu
250 g Karotten
2 kleine Fenchel
1 Bund Schnittlauch
1 EL Senf
Salz, Pfeffer
3–4 EL Öl
1 Kästchen Kresse

1420 kJ/338 kcal, 15 g Eiweiß, 19 g Fett, 26 g Kohlenhydrate, 7 g Ballaststoffe

1 Die Gerste mit gut ¼ Liter Wasser und der Brühe aufkochen, zugedeckt bei schwacher Hitze etwa 1 Stunde garen, vom Herd nehmen und 1 Stunde nachquellen lassen.

2 Zwiebeln in Ringe schneiden. Gurken hacken, mit Kapern und 1 Esslöffel Essig zur Gerste geben. Tofu würfeln, Karotten schälen und raspeln, Fenchel putzen, waschen und in Streifen schneiden.

3 Den Schnittlauch in Röllchen schneiden. Gemüse und Tofu in einer Schüssel mischen. 1 bis 2 Esslöffel Essig, Senf, Salz, Pfeffer und Öl verrühren und unter den Salat mischen. Die Gerste über dem Salat verteilen, mit Schnittlauch und Kresse garnieren.

Zubereitungszeit: 2 Stunden 35 Minuten

Tipp Zum Abendessen die Schüßler-Salze nach Dosierungsplan einnehmen.

Dinkelfladen mit Auberginenmousse

Für 4 Portionen

Für die Auberginenmousse
600 g Auberginen
je 1 gelbe und rote Paprikaschote
2 Knoblauchzehen
1 Bund Basilikum
4 EL Olivenöl
Saft von 1/2 Zitrone
Salz, Pfeffer

Für die Dinkelfladen
250–300 g Dinkelmehl
1 TL Salz
je 1 Prise Muskat, Anis und Sesam
warmes Wasser nach Bedarf
1–2 EL Olivenöl

1980 kJ/471 kcal, 7 g Eiweiß, 19 g Fett, 68 g Kohlenhydrate, 8 g Ballaststoffe

1 Den Backofen auf 180 °C vorheizen. Auberginen und Paprikaschoten waschen. Die Auberginen mit einer Gabel mehrmals einstechen. Die Paprikaschoten halbieren und putzen. Den Knoblauch abziehen, in Stifte schneiden und die Einstiche der Auberginen damit spicken. Die Auberginen 1 Stunde im vorgeheizten Backofen (Umluft 160 °C, Gas Stufe 2–3) garen, die Paprikaschoten nach 30 Minuten dazugeben und mitbacken.

2 Für die Dinkelfladen Mehl, Salz, Gewürze und Sesam mit der erforderlichen Menge Wasser zu einem geschmeidigen Teig kneten. Auf einer leicht bemehlten Arbeitsfläche dünn auswellen, mit einem Glas Kreise ausstechen und auf jeder Seite 2 bis 3 Minuten bei mittlerer Hitze in wenig Öl ausbacken.

3 Das Basilikum bis auf ein paar Blättchen zum Garnieren mit dem Öl vermischen und pürieren, den Zitronensaft untermischen. Die Paprikaschoten in Streifen schneiden und in 1 Esslöffel der Sauce wenden, salzen und pfeffern. Die Auberginen evtl. häuten, klein schneiden, mit der übrigen Sauce mischen, pürieren, mit Salz und Pfeffer abschmecken. Die Mousse mit Paprikastreifen und Basilikumblättchen zu den Dinkelfladen reichen.

Zubereitungszeit: 1 Stunde 40 Minuten

Vollkornbrot mit Putenschinken und Gurke

Für 1 Portion
2 Scheiben Gersten- oder Dinkelvollkornbrot
50 g Putenschinken
1/2 Salatgurke
Knoblauchsalz
Pfeffer
1 TL Dillspitzen
1 TL Kräuter-Crème-fraîche

1869 kJ/445 kcal, 18 g Eiweiß, 17 g Fett, 54 g Kohlenhydrate, 7 g Ballaststoffe

1 Die Brotscheiben mit dem Schinken belegen. Die Gurke mit heißem Wasser waschen, abtrocknen und in Scheiben schneiden.

2 Die Gurkenscheiben mit Knoblauchsalz, Pfeffer, Dill und Crème fraîche würzen. Die Gurke zum Brot servieren.

Zubereitungszeit: 10 Minuten

Ernährungstyp des Metallelements

Metall ist das Symbol für Festigkeit und Ruhe. Nach der Chinesischen Ernährungslehre sind diese Eigenschaften im menschlichen Organismus dem Funktionskreis der Lunge und des Dickdarms zugeordnet. Der Metalltyp bevorzugt Scharfes. Vor allem, wenn ein Ungleichgewicht im Organismus des Metallelements besteht, versucht der Körper dieses auszugleichen und entwickelt eine starke Vorliebe zum Beispiel für mit Pfeffer und Chili gewürzte Speisen.

Besonders lauwarm schmeckt der Champignonsalat hervorragend und passt wegen der würzigen Kresse prima zum Metalltyp.

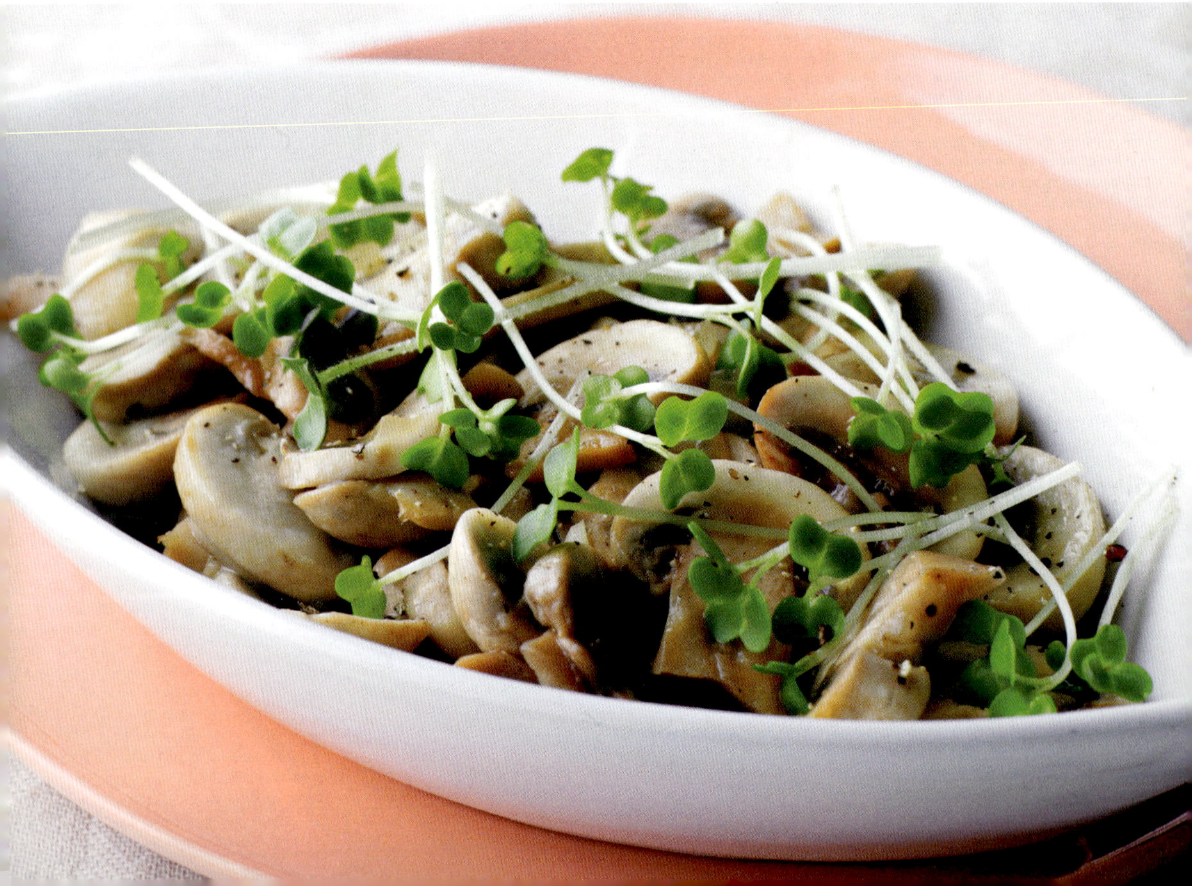

Die Schüßlerschen Konstitutionstypen im Metallelement: 2, 3 und 11

Die Konstitutionstypen Nr. 2, 3 und 11 kommen dem TCM-Ernährungstyp Metall am nächsten.

Die Schüßler-Kur für Konstitutionstyp 2: Calcium phosphoricum

Dosierung der Salze während der Acht-Wochen-Kur: Morgens und abends je 2 Tabletten Calcium phosphoricum und 3-mal täglich vor den Mahlzeiten 2 Tabletten des Ergänzungsmittels Nr. 23, Natrium bicarbonicum D6, im Mund zergehen lassen. Beim Ergänzungsmittel handelt es sich um ein Salz, das besonders die Bauchspeicheldrüse aktiviert und die Ausscheidung von Stoffwechselabbauprodukten fördert. Das Salz hilft bei trägem Stoffwechsel, Fettsucht, rheumatischen Beschwerden und gegen Übersäuerung.

Mehr Informationen zur Wirkungsweise und der Dosierung der Schüßler-Salze finden Sie im vorderen Teil des Buches unter »Einteilung der Konstitutionstypen«.

Die Schüßler-Kur für Konstitutionstyp 3: Ferrum phosphoricum

Dosierung der Salze während der Acht-Wochen-Kur: Morgens auf nüchternen Magen und abends vor der letzten Mahlzeit je 4 Tabletten Ferrum phosphoricum D12 im Mund zergehen lassen. Von Salz Nr. 4, Kalium chloratum D6, und von Salz Nr. 8, Natrium chloratum D6, vor dem Mittagessen je 3 Tabletten, in einem Glas heißem Wasser gelöst, trinken.

Die Schüßler-Kur für Konstitutionstyp 11: Silicea

Dosierung der Salze während der Acht-Wochen-Kur: Täglich 3-mal je 2 Tabletten von Salz Nr. 11, Silicea D12 zu den Mahlzeiten einnehmen. Außerdem vor dem Frühstück 4 Tabletten von Salz Nr. 5, Kalium phosphoricum D6, vor dem Mittagessen 6 Tabletten von Salz Nr. 9, Natrium phosphoricum D6, und vor dem Abendessen 4 Tabletten von Salz Nr. 10, Natrium sulfuricium D6, einnehmen.

Lebensmittel für den Metalltyp

Die in der TCM zum Metalltyp neigenden Konstitutionstypen 2, 3 und 11 sind besonders prädestiniert für eine typgerechte Ernährung mit folgenden Lebensmitteln:

Gemüse und Salate

Frühlingszwiebel, Knoblauch, Knollensellerie, Kohlrabi, Kresse, Meerrettich, Porree, Radieschen, Rettich

Getreide

Hafer, Reis

Fleisch und Fisch

Fasan, Gans, Hase, Hirsch, Kalbslunge, Kaninchen, Rebhuhn, Reh, Truthahn, Wildente, Wildschwein

Hülsenfrüchte und Nüsse

Erdnüsse

Obst

Pfirsich

Kräuter und Gewürze

Anis, Bärlauch, Basilikum, Beifuß, Bohnenkraut, Brunnenkresse, Cayennepfeffer, Chilipulver, Chilischoten, Curry, Dill, Estragon, Ingwer, Kapuzinerkresse, Kardamom, Knoblauch, Koriander, Kümmel, Liebstöckel, Lorbeer, Majoran, Muskat, Oregano, Peperoni, Pfeffer, Pfefferminze, Piment, Rosmarin, Salbei, Schnittlauch, Senf, Thymian, Zimt, Zitronengras

Milchprodukte

Blauschimmelkäse, Harzer Käse, Münsterkäse, Roquefort

Getränke

Pfefferminztee, Reiswein, Yogi-Tee

Rezepte für den Metalltyp

Süßreis mit Pfirsichen

Für 4 Portionen
2 Tassen Reis (ca. 250 g)
4 Pfirsiche
Zimt
Schale von 1 unbehandelten Zitrone
1 TL geriebener Ingwer
gemahlener Kardamom
Salz

1113 kJ/265 kcal, 5 g Eiweiß, 0,5 g Fett, 59 g Kohlenhydrate, 4 g Ballaststoffe

1 4 Tassen Wasser aufkochen und den Reis darin nach Packungsangabe garen, bis das Wasser aufgesogen ist.

2 Die Pfirsiche mit kochendem Wasser überbrühen, häuten und in Spalten schneiden. Die Pfirsiche mit Zimt, Zitronenschale, Ingwer, Kardamom und einer kleinen Prise Salz in einem Topf kurz bei kleiner Hitze kochen lassen. Warm auf dem Reis servieren.

Zubereitungszeit: 20 Minuten

Tipp Zum Frühstück die Schüßler-Salze nach Dosierungsplan einnehmen.

Hafersteaks zum Yogi-Tee

Für 4 Portionen
300 ml Gemüsebrühe
100 g grobe Haferflocken
130 g feine Haferflocken
150 g Sprossen (Rettich oder Kresse)
2 mittelgroße Zwiebeln
2 EL Butter
1 Knoblauchzehe
2 Eier
2 EL gehackte Kräuter (Petersilie, Kerbel, Majoran)
Salz, Pfeffer
Muskatnuss
bei Bedarf 1 TL Vollkornweizenmehl
etwa 2 EL Butterschmalz

1642 kJ/391 kcal, 14 g Eiweiß, 20 g Fett, 40 g Kohlenhydrate, 5 g Ballaststoffe

1 Die Brühe aufkochen und über beide Haferflockensorten gießen, 30 Minuten zugedeckt quellen lassen. Die Sprossen unter heißem Wasser waschen, gut abtropfen lassen, 2 Esslöffel für die Garnitur beiseite legen.

2 Die Zwiebeln abziehen, fein hacken und in der Butter andünsten. Die Sprossen 2 Minuten mitdünsten und alles zu den Haferflocken geben. Den Knoblauch abziehen und durch die Presse dazu drücken. Eier und Kräuter untermischen. Die Masse mit Salz, Pfeffer und Muskat würzen.

3 Aus dem Teig vier Kugeln formen und, falls die Masse zu flüssig ist, das Vollkornmehl einarbeiten. Die Kugeln schließlich etwas flach drücken. Butterschmalz in einer Pfanne erhitzen, die Hafersteaks darin goldbraun braten. Auf Tellern anrichten und mit den restlichen Sprossen garnieren.

Zubereitungszeit: 1 Stunde

Thailändische Nudelsuppe

Für 4 Portionen
50 g Knollensellerie
1 Karotte
1 Stange Porree
2 Frühlingszwiebeln
1 l Gemüsebrühe
2 EL Sojasauce
Salz
1 EL trockener Sherry
100 g Reisnudeln

550 kJ/131 kcal, 6 g Eiweiß, 6 g Fett, 13 g Kohlenhydrate, 6 g Ballaststoffe

1 Den Sellerie schälen und in winzige Würfel schneiden. Die Karotte schälen, den Porree längs halbieren, putzen und waschen. Beides in sehr feine Streifen schneiden. Die Frühlingszwiebeln waschen, putzen und hacken, das Grüne in Ringe schneiden.

2 Die Brühe aufkochen, die Frühlingszwiebeln ohne das Grün dazugeben und bei mittlerer Hitze ca. 5 Minuten garen. Sellerie, Karotte und Porree dazugeben und 5 Minuten weiterkochen. Die Suppe mit Sojasauce, Salz und Sherry abschmecken.

3 Die Reisnudeln mit der Küchenschere klein schneiden und in die Brühe geben, mit der Gabel auflockern und den Topf vom Herd nehmen. Die Suppe 2 bis 3 Minuten ziehen lassen, auf Suppentassen verteilen und mit dem Zwiebelgrün bestreuen.

Zubereitungszeit: 35 Minuten

Tipp Bereiten Sie gleich die doppelte Portion zu. Die Suppe können Sie, gut verschlossen, im Kühlschrank drei Tage aufbereiten und haben dann eine Mahlzeit schnell auf dem Tisch.

Sellerieschnitzel

Für 4 Portionen
8 Selleriescheiben, knapp 2 cm dick
1/4 l Milch
4 Scheiben Tilsiter Käse
2–3 EL Butter
Für die Panade
1 Tasse Milch
2 Eier
Salz
Muskat
1 Tasse Reismehl

1130 kJ/269 kcal, 19 g Eiweiß, 15 g Fett, 16 g Kohlenhydrate, 3 g Ballaststoffe

1 Die Selleriescheiben an den Rändern 4-mal einschneiden. Milch und ¼ Liter Wasser aufkochen und den Sellerie darin in ca. 8 Minuten bissfest garen, abtropfen lassen. Zwischen 2 Selleriescheiben jeweils 1 Scheibe Käse legen.

2 Die Zutaten für die Panade verquirlen. Den Sellerie in dem Teig wenden und in einer Pfanne mit der Butter ausbacken.

Zubereitungszeit: 30 Minuten

Tipps Zum Mittagessen die Schüßler-Salze nach Dosierungsplan einnehmen. Mit Kartoffelsalat als Beilage sind die Sellerieschnitzel eine gut sättigende Mahlzeit.

Pfirsich-Porree-Curry mit Tofu

1 Zitronenschale abreiben, Saft auspressen. Mit 2 Esslöffeln Sojasauce, ½ Teelöffel Salz und Stärke verquirlen. 1 Knoblauchzehe dazupressen. Tofu würfeln, in der Marinade 1 Stunde einlegen.
2 Porree schräg in Ringe schneiden. Pfirsiche achteln. Sprossen blanchieren, abtropfen lassen. 1 Knoblauchzehe fein würfeln. Den Ingwer schälen und reiben. Den Backofen auf 50 °C vorheizen.
3 Öl erhitzen und den Tofu anbraten, im Backofen warm stellen.
4 Öl bis auf einen Rest von ca. 2 Esslöffeln abgießen und die Butter darin heiß werden lassen. Ingwer und Knoblauch 2 Minuten andünsten. Porree 3 Minuten mitgaren. Mit Currypulver und Koriander bestäuben und kurz anschwitzen. Marinade und Brühe dazugießen und aufkochen lassen. Die Hitze reduzieren, Pfirsiche untermischen. Mit Salz, Pfeffer, 2 Esslöffeln Sojasauce und Zucker würzen. Tofu und Sprossen dazugeben, 5 Minuten zugedeckt ziehen lassen. Vor dem Servieren den Schnittlauch aufstreuen.

Zubereitungszeit: 1 Stunde
Marinierzeit: 1 Stunde

Für 4 Portionen
1 unbehandelte Zitrone
4 EL Sojasauce
Salz
1 TL Speisestärke
2 Knoblauchzehen
500 g Tofu
4 Stangen Porree
500 g Pfirsiche
100 g Mungobohnensprossen
1 Stück Ingwer, ca. 2 cm
1/4 l Öl
30 g Butter
1 EL scharfes Currypulver
1 EL frisch gemahlener Koriander
1/8 l Gemüsebrühe
Pfeffer
1 TL brauner Zucker
1 EL Schnittlauchröllchen

1747 kJ/416 kcal, 25 g Eiweiß, 25 g Fett, 21 g Kohlenhydrate, 8 g Ballaststoffe

Süßsaure Asia-Küche für Genießer.

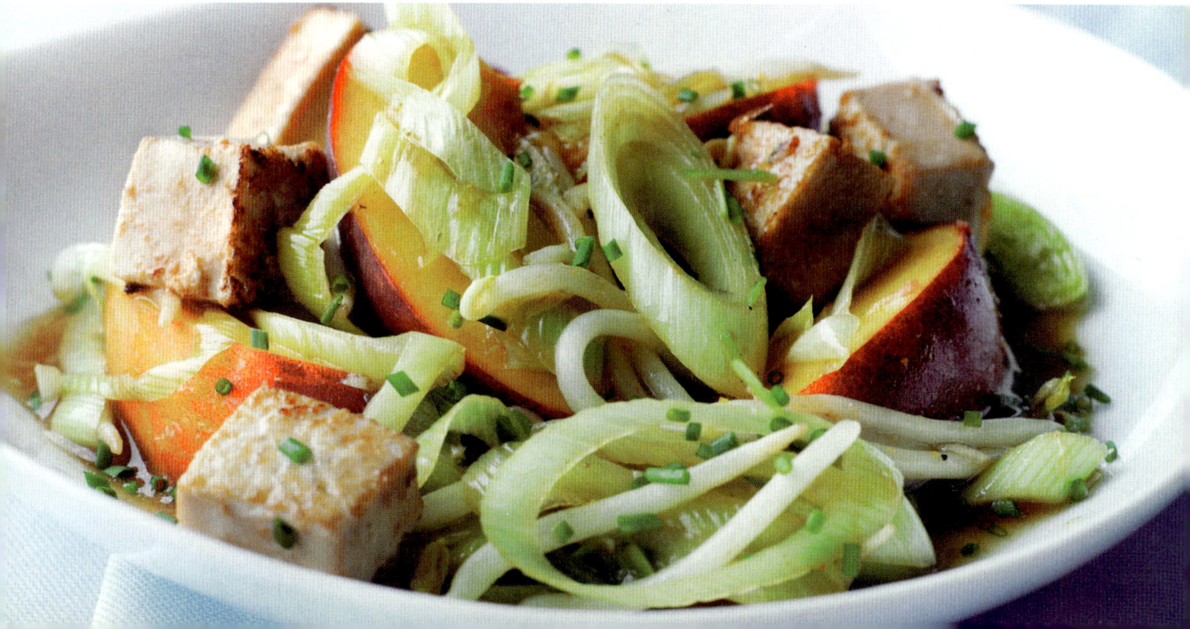

Saures Kalbslüngerl

Für 4 Portionen
600 g Kalbslunge
1/8 l Essig
Für den Sud
2 Bund Suppengrün
2 mittelgroße Zwiebeln
2 Lorbeerblätter
2 Nelken
2 Wacholderbeeren
8 Pfefferkörner
1 gehäufter EL Salz
4 EL Essig
Für die Sauce
40 g Schmalz
2 EL Mehl
1 EL Zitronensaft
Salz, Pfeffer

1163 kJ/277 kcal, 27 g Eiweiß, 14 g Fett, 11 g Kohlenhydrate, 3 g Ballaststoffe

1 Die Lunge unter kaltem Wasser waschen. Das Gemüse für den Sud waschen und putzen, die Zwiebeln abziehen. 2 Liter Wasser mit den Sudzutaten zum Kochen bringen, die gewaschene Lunge dazugeben und etwa 1 Stunde bei geringer Hitze leise kochen lassen. Abtropfen und abkühlen lassen.

2 Die Lunge in feine Streifen schneiden, mit ½ Liter Sud und dem Essig begießen und 1 bis 2 Tage zugedeckt im Kühlschrank marinieren lassen.

3 Das Schmalz erhitzen und das Mehl darin anbräunen. Mit der Lungenbrühe ablöschen. Die Sauce mit Zitronensaft, Salz und Pfeffer abschmecken. Die Lunge in der Sauce wieder erwärmen.

Zubereitungszeit: 1 Stunde 45 Minuten
Marinierzeit: 1–2 Tage

Tipp Semmelknödel sind die ideale Beilage für das saure Kalbslüngerl.

Birnentoast mit Roquefort

Für 4 Portionen
4 Scheiben Haferbrot
15 g Butter
2 Birnen, z. B. Alexander Luca oder Williams Christ
nach Belieben Birnenschnaps
4 Scheiben Roquefort

1142 kJ/272 kcal, 10 g Eiweiß, 13 g Fett, 28 g Kohlenhydrate, 4 g Ballaststoffe

1 Den Backofen auf 180 °C vorheizen. Die Brotscheiben dünn mit Butter bestreichen. Die Birnen waschen, vom Kerngehäuse befreien und ungeschält in Spalten schneiden. Je ½ Birne auf einer Brotscheibe verteilen.

2 Die Birnen nach Wunsch mit Birnenschnaps beträufeln und mit je 1 Scheibe Roquefort bedecken.

3 Die Birnentoasts im vorgeheizten Backofen (Umluft 160 °C, Gas Stufe 2–3) überbacken, bis der Käse etwas verläuft.

Zubereitungszeit: 25 Minuten

Tipp Zum Abendessen die Schüßler-Salze nach Dosierungsplan einnehmen.

Radieschensalat mit kaltem Wildschweinbraten

Für 4 Portionen
2 Eier
2 Bund Radieschen
2 TL Essig
1 EL Öl
Salz, Pfeffer
1/2 Bund Schnittlauch
200 g kalter Wildschweinbraten in Scheiben

651 kJ/155 kcal, 19 g Eiweiß, 8 g Fett, 1 g Kohlenhydrate, 1 g Ballaststoffe

1 Die Eier in 10 bis 12 Minuten hart kochen, unter kaltem Wasser abschrecken und abkühlen lassen. Die Radieschen waschen, putzen und in Scheiben schneiden.
2 Aus Essig, Öl, Salz und Pfeffer eine Vinaigrette rühren und mit den Radieschen mischen. Die Eier pellen und in Viertel schneiden. Den Schnittlauch waschen, trockenschütteln und in Röllchen schneiden.
3 Den Radieschensalat auf vier Tellern anrichten, mit je 2 Eivierteln garnieren und mit dem Schnittlauch bestreuen. Den Wildschweinbraten dazu servieren.

Zubereitungszeit: 30 Minuten

Tipp Dazu passt kerniges Vollkornbrot mit einem hohen Haferanteil.

Champignonsalat mit Kresse

Für 4 Portionen
500 g frische, junge Champignons
1–2 Zwiebeln
2 EL Butter
2 EL Öl
Salz, Pfeffer
2 EL Weißwein
1 Kästchen Kresse

580 kJ/138 kcal, 4 g Eiweiß, 12 g Fett, 3 g Kohlenhydrate, 3 g Ballaststoffe

1 Die Champignons mit einem feuchten Küchenpapier abreiben und in Scheiben schneiden. Die Zwiebeln abziehen und fein hacken.
2 Butter und Öl in einer Pfanne erhitzen und die Zwiebeln und die Pilze darin kurz andünsten.
3 Die Pilze in vier tiefe Teller verteilen, abkühlen lassen und mit Salz und am besten grob gemahlenem Pfeffer würzen, den Weißwein hinzufügen. Die Kresse mit einer Haushaltsschere abschneiden und über den Salat streuen.

Zubereitungszeit: 1 Stunde

Tipps Der Salat schmeckt kalt, aber auch lauwarm sehr gut. Dazu passt ein Schälchen Rundkornreis.

Ernährungstyp des Wasserelements

Wasser steht symbolisch für Ausdauer und Willenskraft. Diese Eigenschaften sind nach der chinesischen Ernährungslehre der fünf Elemente im menschlichen Organismus dem Funktionskreis der Nieren und der Blase zugeordnet. Der Geschmack des Wasserelements ist das Salzige. Wenn ein Ungleichgewicht im Organismus besteht, hat der Wassertyp eine besonders starke Vorliebe für alles Salzige, zum Beispiel Gepökeltes und Salzgurken.

Die Weißbrote mit geräuchertem Lachs sind ein gesundes und gleichzeitig feines Frühstück für Wassertypen.

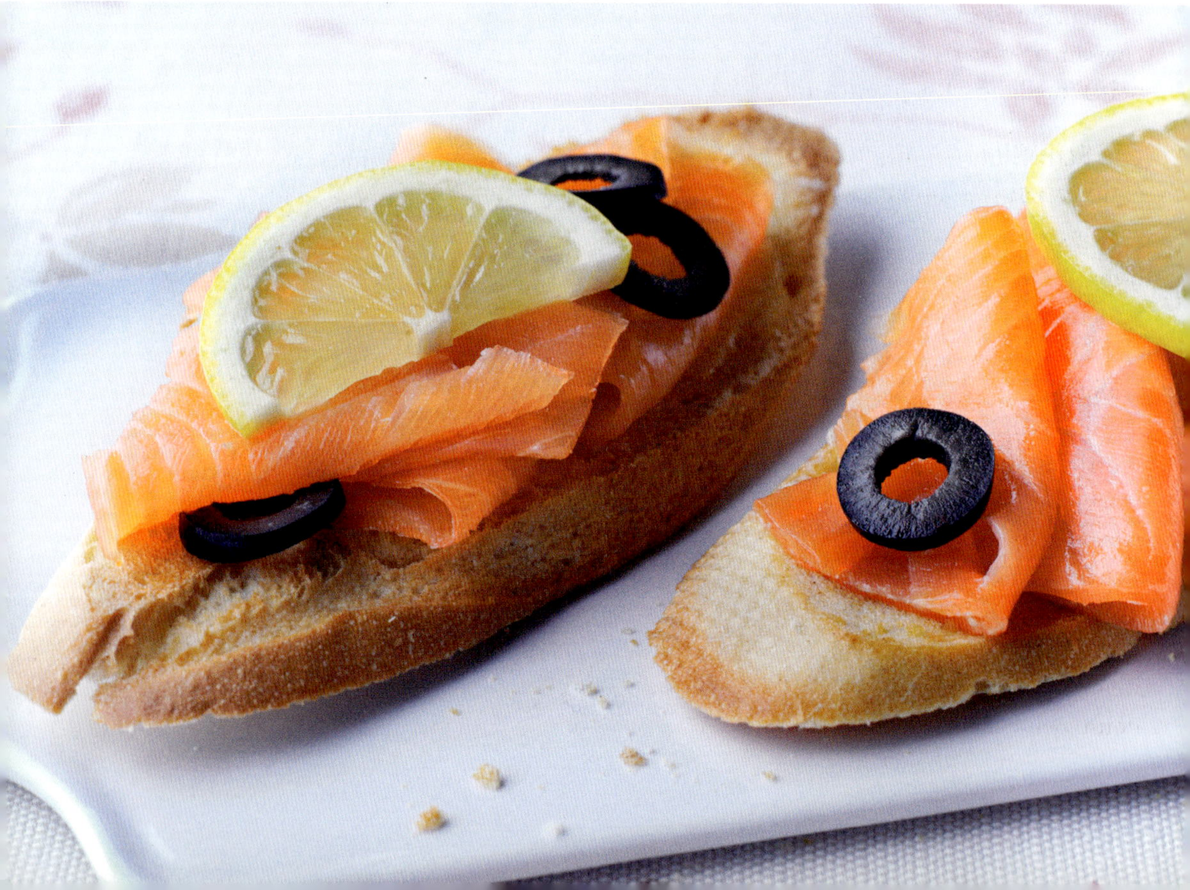

Die Schüßlerschen Konstitutionstypen im Wasserelement: 8 und 12

Die Schüßlerschen Konstitutionstypen Nr. 8, Natrium chloratum D6, und Nr. 12, Calcium sulfuricum D6, kommen dem TCM-Ernährungstyp Wasser am nächsten.

Die Schüßler-Kur für Konstitutionstyp 8: Natrium chloratum

Dosierung der Salze während der Acht-Wochen-Kur: Von Natrium chloratum D6 werden 3-mal täglich jeweils 4 Tabletten eingenommen, am besten zu den Hauptmahlzeiten. Die Tabletten in einem halben Glas heißem Wasser auflösen und langsam, schluckweise trinken. Zusätzlich morgens 4 Tabletten Kalium sulfuricum D6 langsam im Mund zegehen lassen. (Mehr Informationen finden Sie bei »Einteilung der Konstitutionstypen« ab Seite 37.)

Natrium chloratum kommt in allen Körperflüssigkeiten und Geweben vor. Bei Menschen dieses Typs sind Störungen des Wasserhaushalts typisch. Dies äußert sich zum Beispiel häufig durch ein etwas geschwollenes Gesicht und einen empfindlichen Magen.

Die Schüßler-Kur für Konstitutionstyp 12: Calcium sulfuricum

Dosierung der Salze während der Acht-Wochen-Kur:
3-mal täglich 2 Tabletten von Salz Nr. 12, Calcium sulfuricum D6, jeweils vor den Hauptmahlzeiten oder einfach morgens, mittags und abends langsam im Mund zergehen lassen. Die Salze Nr. 4, Kalium chloratum D6, Nr. 6, Kalium sulfuricum D6, Nr. 10, Natrium sulfuricum D6, und das Zusatzsalz Nummer 23, Natrium bicarbonicum D12, werden 2-mal täglich, morgens und abends, eingenommen. Dabei von jedem Salz je 1 Tablette in ein kleines Glas heißes Wasser einrühren und langsam, schluckweise trinken. Die Beschreibung der Wirkungsweise des Ergänzungsmittels Nr. 23 finden Sie beim Konstitutionstyp 2 im Ernährungstyp Metall auf Seite 79. (Mehr Informationen zur Dosierung und der Wirkungsweise der Schüßler-Salze finden Sie bei »Einteilung der Konstitutionstypen« auf Seite 42f.)

Lebensmittel für den Wassertyp

Die in der TCM zum Wassertyp neigenden Konstitutionstypen 8 und 12 sind besonders prädestiniert für eine typgerechte Ernährung mit folgenden Lebensmitteln:

Gemüse und Salate

Auberginen, Blaukraut, Fenchel, Karotten, Trüffel, Weißkraut, Wirsing, Yams-Wurzel

Getreide

Gerste, Hirse, Weizen, Weizenflocken, Wildreis

Fleisch und Fisch

Aal, Austern, Ente, Flusskrebse, Forelle, Geräuchertes, Heilbutt, Hering, Hirsch, Hummer, Kabeljau, Karpfen, Kaviar, Krabben, Lachs, Lamm, Langusten, Makrelen, Pökelfleisch, Räucherfisch, Rindernieren, Salami, Sardinen, Sauerbraten, Schinken, Schweinefleisch, Thunfisch, Ziegenfleisch

Hülsenfrüchte und Nüsse

Bohnenkeimlinge, gelbe Sojabohnen, Kichererbsen, Kürbiskerne, Linsen, Mungobohnen, Saubohnen, schwarze Sojabohnen, Sesam, weiße Bohnen

Obst

Himbeeren, Kirschen, Pflaumen, Rosinen, Trauben

Kräuter und Gewürze

Agar-Agar, Bocksdornfrüchte, Kümmel, Meersalz, Nelken, Sojasauce, Sternanis, Worcestersauce, Zimt

Milchprodukte

Blauschimmelkäse, Butter, Frischkäse, Kefir, Roquefort, Sahne, Ziegenmilch

Getränke

Mineralwasser, Schnaps, Sherry

Rezepte für den Wassertyp

Lachsbrote

1 Das Weißbrot im Toaster goldbraun rösten, kurz abkühlen lassen und mit der Butter dünn bestreichen. Die Oliven in feine Scheiben schneiden.
2 Den Räucherlachs auf die Brote legen, mit je 1 Zitronenscheibe und den Oliven garnieren.

Zubereitungszeit: 15 Minuten

Tipps Statt Räucherlachs können Sie auch geräuchertes Forellenfilet mit dem Toastbrot servieren. Zum Frühstück die Schüßler-Salze nach Dosierungsplan einnehmen.

Für 4 Portionen
4 Scheiben Weißbrot
15 g Butter
4 schwarze Oliven
4 dünne Scheiben Räucherlachs
4 dünne Zitronenscheiben

529 kJ/126 kcal, 5 g Eiweiß, 6 g Fett, 13 g Kohlenhydrate, 1 g Ballaststoffe

Verlorene Eier auf Wildreis

1 5 Tassen Wasser zum Kochen bringen und den Wildreis darin nach Packungsanweisung kochen. Auf eine Platte stürzen und im Backofen bei 50 °C warm halten.
2 Reichlich Wasser mit Salz und Essig in einem breiten Topf zum Kochen bringen. Ein gut gekühltes Ei nach dem anderen in eine Schöpfkelle schlagen und vorsichtig vom Rand des Topfes ins Wasser gleiten lassen. Sofort mit zwei großen Esslöffeln das Ei fassen und das Eiweiß gleichmäßig über das Eigelb klappen. Nach etwa 2 bis 3 Minuten das Ei wenden und noch einmal 2 bis 3 Minuten pochieren.
3 Das Ei mit einer Schaumkelle herausnehmen, rasch in kaltes Wasser tauchen und abtropfen lassen. Den Rand glatt schneiden und bis zum Anrichten in leicht gesalzenes, lauwarmes Wasser legen. Die Eier auf den Reis setzen und mit Petersilie garnieren.

Zubereitungszeit: 35 Minuten

Für 4 Portionen
2 Tassen Wildreis (ca. 250 g)
Salz
2 EL Essig
4 Eier
2 EL gehackte Petersilie

1318 kJ/314 kcal, 12 g Eiweiß, 8 g Fett, 47 g Kohlenhydrate, 2 g Ballaststoffe

Gerstenrahmsuppe

Für 4 Portionen
1 Zwiebel
1 EL Butter
100 g Perlgraupen
1 1/2 l heiße Gemüsebrühe
1 Stange Porree
50 g Knollensellerie
1 kleine Karotte
1 TL Zitronensaft
3 EL Crème fraîche
Salz, Pfeffer
3 EL Schnittlauchröllchen

1176 kJ/280 kcal, 7 g Eiweiß, 17 g Fett, 25 g Kohlenhydrate, 7 g Ballaststoffe

1 Die Zwiebel abziehen und fein hacken. Die Butter in einem hohen Topf erhitzen und die Zwiebel darin andünsten. Die Graupen dazugeben und 2 bis 3 Minuten mitdünsten. Die Brühe angießen und die Graupen zugedeckt 20 Minuten leise kochen lassen.

2 Den Porree putzen, längs aufschneiden und waschen. Den Sellerie und die Karotte schälen. Das Gemüse klein würfeln, mit dem Zitronensaft in die Brühe geben und weitere 15 bis 20 Minuten bei schwacher Hitze garen, bis die Gerstenkörner gar sind. Die Crème fraîche unterziehen und die Suppe mit Salz und Pfeffer abschmecken. Vor dem Servieren mit Schnittlauch bestreuen.

Zubereitungszeit: 50 Minuten

Matjesheringe

Für 4 Portionen
8–10 Matjesheringe
1/2 l Milch oder Wasser
2 Tomaten
1/2 Salatgurke
2 hart gekochte Eier
2 Zwiebeln
zerstoßenes Eis

2 007 kJ/478 kcal, 32 g Eiweiß, 37 g Fett, 4 g Kohlenhydrate, 1 g Ballaststoffe

1 Die Matjesheringe häuten, Kopf und Flossen abschneiden und die Heringe filetieren. Die Gräten herausziehen. Die Filetstücke je nach Salzgehalt 10 bis 40 Minuten in Milch oder Wasser einlegen und zugedeckt in den Kühlschrank stellen.

2 Die Tomaten waschen, vom Stielansatz befreien und in Viertel schneiden. Die Gurke waschen und in Fächer schneiden. Die Eier pellen und achteln. Die Zwiebeln abziehen und in feine Ringe schneiden.

3 Eine Porzellanplatte flach mit dem zerstoßenen Eis belegen. Die Filets trockentupfen und auf dem Eis anordnen, schuppenförmig mit den Zwiebeln bedecken und mit Tomaten, Gurke und Eiern garnieren.

Zubereitungszeit: 35 Minuten
Marinierzeit: 10–40 Minuten

Tipp Zum Mittagessen die Schüßler-Salze nach Dosierungsplan einnehmen.

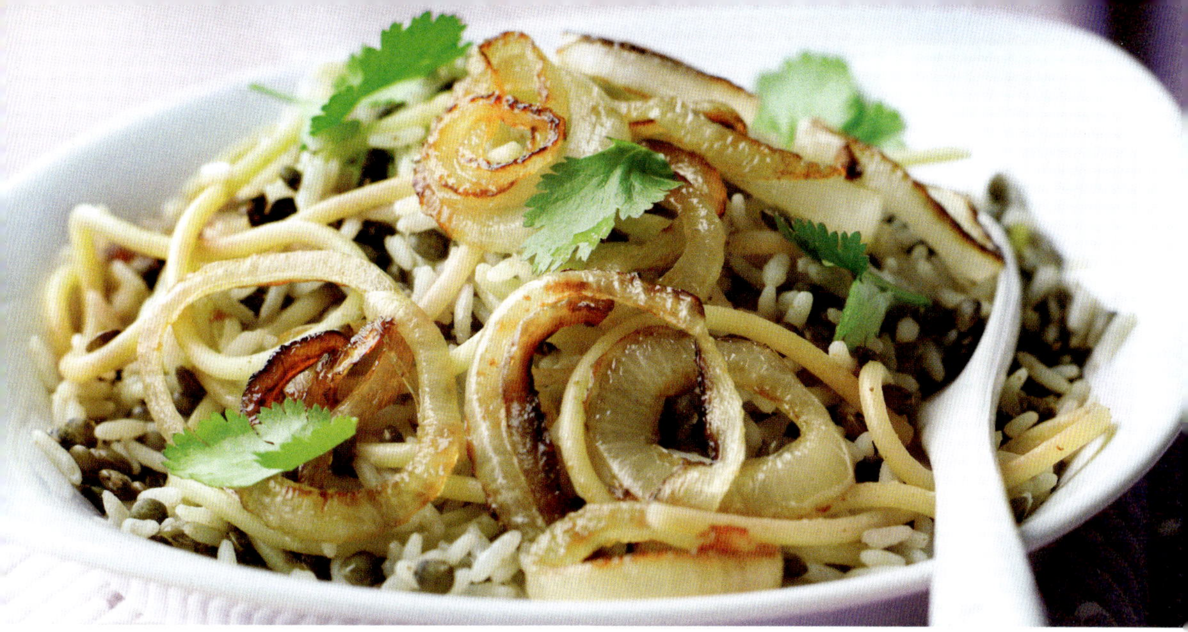

Linsen mit Nudeln und Reis

Die Chilischoten geben dem Linsengericht die richtige Schärfe.

1 Die Chilischoten mit 6 Esslöffeln kochendem Wasser übergießen und 15 Minuten quellen lassen. Die Gewürze zerstoßen, den Knoblauch abziehen. Chili, Knoblauch, die Hälfte der Gewürze, Zitronensaft, Essig und Olivenöl pürieren und beiseite stellen.
2 Die Zwiebeln abziehen und in dünne Scheiben schneiden. Das Öl im Schmortopf erhitzen und die Zwiebeln darin anbräunen, herausnehmen und auf Küchenpapier abtropfen lassen. Die Linsen in das Bratöl geben, ½ Liter gesalzenes Wasser aufgießen und bei mittlerer Hitze etwa 15 Minuten garen.
3 ¼ Liter Wasser dazugeben, den Reis einrühren und 10 Minuten zugedeckt bei schwacher Hitze kochen lassen. Die Nudeln und die restlichen Gewürze unterrühren. Bei Bedarf weiteres Wasser zugeben, damit nichts anbrennt. Wenn die Nudeln bissfest sind, alles auf einer Platte anrichten und mit den gerösteten Zwiebeln garnieren. Nach Geschmack Korianderblättchen dazugeben. Die Chilisauce separat servieren.

Zubereitungszeit: 1 Stunde

Für 4 Portionen

8 kleine getrocknete Chilischoten
je 1 TL Kreuzkümmel, Koriander und Piment
4 Knoblauchzehen
1 EL Zitronensaft
2 EL Weißweinessig
4 EL Olivenöl
2 große Zwiebeln
8 EL Erdnuss-, Sesam- oder Sonnenblumenöl
225 g kleine braune Champagnerlinsen oder grüne Puy-Linsen
Salz
230 g Langkornreis
100 g Gabelspaghetti

2 680 kJ/638 kcal, 21 g Eiweiß, 20 g Fett, 93 g Kohlenhydrate, 9 g Ballaststoffe

Überbackener Kabeljau

Für 4 Portionen
1 kg Kabeljaufilet
Saft von 1 Zitrone
Salz, Pfeffer
1 TL Kapern
1 kleine Dose Steinpilze oder Champignons
40 g Butter
60 g Mehl
1 EL Zitronensaft
2 Eigelbe
3 EL saure Sahne
3 EL Weißwein
1 Prise Muskat
Fett für die Form
4 EL geriebener Parmesan
Butterflöckchen

1953 kJ/465 kcal, 52 g Eiweiß, 20 g Fett, 17 g Kohlenhydrate, 2 g Ballaststoffe

1 Die Filets abspülen, trockentupfen und in Portionsstücke schneiden. Mit Zitronensaft, Salz und Pfeffer einreiben und 30 Minuten zugedeckt kühl stellen.

2 Die Kapern fein hacken. Die Pilze abtropfen lassen, den Sud auffangen. Die Pilze klein schneiden. Die Butter in einem Topf schmelzen und das Mehl darin anschwitzen. Mit dem Saft der Pilze ablöschen. Kapern, Zitronensaft und Pilze zugeben. Die Sauce einige Male aufkochen, nach kurzem Abkühlen Eigelbe, saure Sahne und Weißwein untermischen. Die Sauce sollte dickflüssig sein. Mit Salz, Pfeffer und Muskat abschmecken.

3 Den Backofen auf 180 °C vorheizen. Eine Auflaufform gut einfetten, die Fischstücke nicht zu dicht dachziegelartig einlegen und mit 2 Esslöffeln Parmesan bestreuen. Die Sauce darübergießen, 2 Esslöffel Parmesan daraufstreuen. Den Kabeljau im vorgeheizten Backofen (Umluft 160 °C, Gas Stufe 2–3) in ca. 30 Minuten hellbraun backen.

Zubereitungszeit: 45 Minuten
Backzeit: 30 Minuten

Tipp Dazu am besten Salzkartoffeln servieren.

Schinkenplatte mit Vollkornbrot

Für 1 Portion
2 Essiggurken
1 Tomate
100 g gekochten und geräucherten Schinken
2 Scheiben Vollkornbrot
10 g Butter

1743 kJ/415 kcal, 30 g Eiweiß, 15 g Fett, 39 g Kohlenhydrate, 10 g Ballaststoffe

1 Die Gurken fächerförmig aufschneiden. Die Tomate waschen, vom Stielansatz befreien und vierteln.

2 Eine Platte oder einen großen Teller mit dem Schinken belegen, mit Gurken und Tomate garnieren. Brot und Butter dazu reichen.

Zubereitungszeit: 10 Minuten

Tipp Zum Abendessen die Schüßler-Salze nach Dosierungsplan einnehmen.

Russischer Salat

Für 4 Portionen
1 kleiner Kopf Weiß- oder Blaukraut
1 Sellerieknolle
Salz
1 gelbe Rübe
1 Rote Bete
2 Äpfel
6 kleine Essiggurken
1 Zwiebel
1 TL Essig
1 Prise Zucker
1 TL Kapern
250 g saure Sahne
2 EL geriebener Meerrettich
1 Prise Paprikapulver
1 TL Senfkörner

1155 kJ/275 kcal, 5 g Eiweiß, 20 g Fett, 19 g Kohlenhydrate, 7 g Ballaststoffe

1 Das Kraut sehr fein hobeln und mit einem Teller beschweren. Sellerie schälen und in wenig Salzwasser weich kochen. Das Kochwasser beiseite stellen. Rübe und Rote Bete waschen, getrennt vom Sellerie in leicht gesalzenem Wasser garen, danach abschaben.

2 Die Äpfel schälen, vom Kerngehäuse befreien und mit Essiggurken, Sellerie, Rübe und Rote Bete klein würfeln. Die Zwiebel abziehen und fein hacken.

3 Für die Marinade 100 Milliliter Selleriekochwasser mit Essig und Zucker abschmecken. Zwiebel, Äpfel, Gurken, Sellerie, Rübe, Rote Bete und Kapern untermischen. Die Marinade mit dem Kraut vermengen und 3 Stunden (oder über Nacht) zugedeckt kühl stellen.

4 Die Marinadenflüssigkeit abgießen. Sahne mit Meerrettich, Salz, Zucker, Paprika und Senf verrühren und unterziehen. Den Salat nach Belieben mit Eischeiben, Sardellen oder Kapern garnieren.

Zubereitungszeit: 1 Stunde
Marinierzeit: 3 Stunden

Thunfischsalat

Für 4 Portionen
2–3 Schalotten
1 Stück Porree
1 kleine Petersilienwurzel
1 kleines Stück Knollensellerie
einige Zitronenscheiben
2 Lorbeerblätter
4–5 Pfefferkörner
1 TL Senfkörner
1 Knoblauchzehe
1/2 Zwiebel
2 EL Weinessig
4–5 EL Olivenöl
etwas Senf
800 g frischer Thunfisch (ersatzweise Thunfisch naturell eingelegt)

2448 kJ/583 kcal, 45 g Eiweiß, 44 g Fett, 2 g Kohlenhydrate, 1 g Ballaststoffe

1 Die Schalotten abziehen. Porree, Petersilienwurzel und Sellerie waschen und putzen bzw. schälen. Das Gemüse grob zerkleinern. Gemüse, Zitrone, Gewürze und Knoblauchzehe 30 Minuten zugedeckt in 1,5 Liter Wasser sprudelnd kochen. Den Sud abseihen.

2 Die Zwiebel abziehen und in feine Ringe schneiden. Essig, Öl und Senf vermischen, die Zwiebelringe 30 Minuten darin einlegen. Wieder herausnehmen und die Sauce beiseite stellen.

3 Den frischen Fisch im Sud ca. 5 Minuten kochen, im Sud erkalten lassen. Haut abziehen, Fisch in Blättchen schneiden und mit der Salatsauce vermischen. Die Zwiebelringe auf den Salat legen.

Zubereitungszeit: 1 Stunde 30 Minuten

Sachregister

Rezeptregister

Die Buchstaben in Klammern bezeichnen den jeweiligen Ernährungstyp des entsprechenden Elements: (E) = Erde, (F) = Feuer, (H) = Holz, (M) = Metall, (W) = Wasser

Impressum

Projektleitung
Susanne Kirstein
Redaktion
Alexandra Endres, München
Korrektorat
Susanne Langer
Bildredaktion
Annette Mayer
Gesamtproducing, Satz
v|Büro – Jan-Dirk Hansen, München
Umschlaggestaltung & Konzeption
R.M.E. Eschlbeck | Kreuzer | Botzenhardt
Druck und Bindung
Weber Offset, München

Printed in Germany

ISBN 978-3-517-08258-5
9817 2635 4453

Über den Autor

Hans Wagner hat biologische Landwirtschaft studiert, eine journalistische Ausbildung absolviert und war Ressortchef bei großen deutschen Blättern. Er ist leidenschaftlicher Hobbykoch. Seit 20 Jahren schreibt er über medizinische Themen. Seine Schwerpunkte sind die Wiederentdeckung traditioneller Heilmethoden und bewährter Hausmittel. Mehr von Hans Wagner im Internet-Gesundheitsmagazin www.medizin-welt.info. Im Verlagshaus Goethestraße sind von ihm erschienen: »Wein, Heilkraft der Natur« (Ludwig, 1998), »Sanfte Hilfe durch Wickel & Umschläge« (Südwest, 1998), »Natürlich heilen mit Schwarzkümmel« (Südwest, 1996), Kirschkernsäckchen & Co. (Südwest, 1998), »Natürlich heilen mit Zink« (Südwest, 1998), »Hausapotheke heilende Öle« (Ludwig, 1998). »Gesund mit Schüßler-Salzen – typgerecht eingesetzt bei Erwachsenen und Kindern« (Südwest, 2006).

Literatur

Barbara Temelie, Beatrice Trebuth *Das Fünf Elemente Kochbuch,* Joy Verlag Sulzberg, 2005
Hans Wagner *Gesund mit Schüßler-Salzen – typgerecht eingesetzt bei Erwachsenen und Kindern*, Südwest Verlag, München, 2006
Dr. med. Ilse Maria Fahrnow, Jürgen Fahrnow *Fünf Elemente Ernährung*, Gräfe und Unzer Verlag, München, 1999

Hinweis

Die Ratschläge in diesem Buch sind von Autor und Verlag sorgfältig erwogen und geprüft; dennoch kann eine Garantie nicht übernommen werden. Eine Haftung des Autors bzw. des Verlags und dessen Beauftragten für Personen-, Sach- und Vermögensschäden ist ausgeschlossen.

Bildnachweis

Alle Bilder stammen von Maja Smend, London mit Ausnahme von:
AKG-Images, Berlin: 4; Corbis, Düsseldorf: 50 (Jose Luis Pelaez, Inc.); Getty Images, München: 41 (Iconica/Studio MPM); Jump, Hamburg: 6, 44 (Annette Falck), 22, 32 (Kristiane Vey); Masterfile, Düsseldorf: U1 (Michael Goldman); Mauritius Images, Mittenwald: 35 (Age Fotostock), 38 (Pierre Bourrier); Royalty Free: 12 (Photodisc), 29, 33 (Getty Images/Stockdisc Premium), 31 (Fancy), 37 (Zefa), 40 (Goodshoot); Südwest Verlag, München: 9 (Irmin Eitel), 17 (Nicolas Olonetzky), 20 (Rolf Seiffe), 27 (Jump/Kristiane Vey), 43 (Stefan Eisend); Superbild, München: 36 (Voisin/Phanie)